Dr. med. Franjo Grotenhermen

# **CBD**

Dr. med. Franjo Grotenhermen

# CBD

## Ein Cannabinoid mit Potenzial

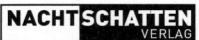
NACHTSCHATTEN VERLAG

# Impressum

Nachtschatten Verlag AG
Kronengasse 11
CH – 4500 Solothurn
www.nachtschatten.ch
info@nachtschatten.ch

© Franjo Grotenhermen
© 2017 für sämtliche Rechte beim Nachtschatten Verlag
2. Auflage 2018

Gesamtredaktion und Lektorat: Markus Berger

Korrektorat: Jutta Berger

Layout und Grafik: Elena-Maria Bloch
Umschlag: Sven Sannwald

Druck: Druckerei und Verlag Steinmeier, Deiningen

ISBN: 978-3-03788-537-6

Der Verlag ruft mit diesem Buch nicht zu Gesetzesübertretungen auf und
verfolgt auch nicht die Absicht, zum Gebrauch illegaler Hanfprodukte zu
ermuntern oder ihn zu fördern.
Hanf wird in der heutigen Zeit jedoch in seiner Vielseitigkeit vermehrt wie-
derentdeckt und verdient, dass das Wissen um diese reichhaltige Pflanze
in all seinen Aspekten der Öffentlichkeit zugänglich gemacht wird.

# Inhalt

# 1. Einleitung

Cannabidiol (CBD) ist für gewöhnlich das Cannabinoid, welches in Nutzhanf bzw. industriell verwendetem Hanf/Cannabis mit der höchsten und in Medizinalhanf mit der zweithöchsten Konzentration vorhanden ist. In Nutzhanf kommt CBD im oberen Drittel der Pflanze und in den Blüten in Konzentrationen von etwa 0,5 bis 2 Prozent vor. In den deutschsprachigen Ländern und vielen anderen Ländern darf Cannabis mit hoher CBD- und niedriger THC-Konzentration (in der EU unter 0,2 Prozent, in der Schweiz unter 1 Prozent) als Nutzhanf angebaut werden. Die Fasern werden als Rohmaterial für industrielle und andere Zwecke genutzt, die Hanfsamen dienen der Gewinnung von Hanfsamenöl, einem Pflanzenöl hoher Qualität, und anderen Nahrungsmitteln. In den letzten Jahren herrscht ein zunehmendes Interesse am therapeutischen Potenzial von CBD. Cannabidiol verursacht im Gegensatz zum THC (Delta-9-Tetrahydrocannabinol) keine psychedelischen Wirkungen und selbst hochdosiert im Allgemeinen keine relevanten Nebenwirkungen.

Die Sinsemilla-Technik (Spanisch sin semilla: „ohne Samen"), bei der die männlichen Cannabispflanzen vor der Keimung entfernt werden, kann bei CBD-reichem Hanf analog zu THC-reichem angewendet werden und führt ungefähr zu einer Verdopplung des CBD-Gehalts. Sinsemilla bedeutet, dass die weiblichen Blüten ihren Cannabinoidgehalt in Abwesenheit männlicher Pflanzen und damit einer fehlenden Bestäubung der Blüten erhöhen.

Wie bei anderen Cannabinoiden existieren verschiedene Cannabinoide vom CBD-Typ. Meistens versteht man unter CBD die phenolische Form.

In der Hanfpflanze liegen die Cannabinoide überwiegend als Carbonsäuren vor. Vor allem durch Erhitzung (Backen, Rauchen etc.) werden sie in die phenolischen Formen umgewandelt. Diese phenolischen Formen weisen die meisten medizinischen Wirkungen auf, die hier beschrieben werden. Daher sollte CBD genauso wie THC vor oder während der Einnahme erhitzt werden. Die in den USA zum Teil populär gewordene Saftherstellung aus Blüten und Blättern der Cannabispflanze ist nur bei wenigen Erkrankungen wirksam, da der Saft überwiegend THC-Säure (THCA) und Cannabidiolsäure (CBDA) enthält. CBDA wirkt gegen Übelkeit und Erbrechen und hemmt nach einer japanischen Studie mit besonders aggressiven menschlichen Brustkrebszellen deren Wanderung bzw. Verbreitung.

**Abbildung 1:** Cannabinoide vom Typ Delta-9-THC (Tetrahydrocannabinol). Am weitesten verbreitet sind Cannabinoide mit 21 Kohlenstoffatomen und einer C5-Seitenkette ($R2 = C5H11$) und den beiden entsprechenden Carbonsäuren A und B. Dies ist auch beim THC der Fall. Das ebenfalls sehr interessante THCV (Tetrahydrocannabivarin) gehört ebenfalls zur THC-Gruppe, hat aber nur eine C3-Seitenkette (also nur drei Kohlenstoffatome in der Seitenkette, $R2 = C3H7$).

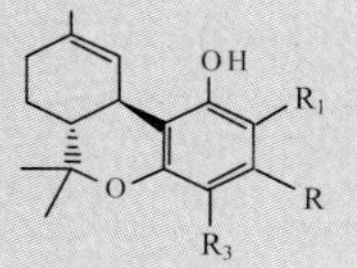

R1 = H oder COOH
R2 = C1, C3, C4, oder C5 Seitenkette
R3 = H oder CH3

**Abbildung 2.** Cannabinoide vom Typ CBD. Am weitesten verbreitet sind das phenolische CBD (R1 = H) mit 21 Kohlenstoffatomen und einer C5-Seitenkette ($R2 = C5H11$) und die entsprechende Carbonsäure CBDA (R1 = COOH).

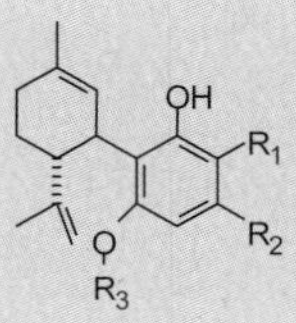

## CBD und CBD-Produkte

Das israelische Unternehmen Tikun Olam hat eine Cannabis-pflanze gezüchtet, die 15,8 Prozent CBD und weniger als ein Prozent THC enthält. Diese trägt den Namen Avidekel und wirkt nicht psychedelisch.

Das niederländische Unternehmen Bedrocan stellt mehrere Sorten Cannabisblüten her, die von niederländischen Ärzten unter Kontrolle des niederländischen Gesundheitsministeriums verschrieben werden dürfen, darunter eine CBD-reiche Sorte mit dem Handelsnamen Bedrolite. Diese enthält weniger als 0,4 Prozent THC und 9 Prozent CBD. Die Cannabis-blüten des Unternehmens Bedrocan können auch in Deutschland von Patienten genutzt werden.

Das britische Unternehmen GW Pharmaceuticals hat in den USA Studien mit einem CBD-reichen Cannabis-Extrakt mit dem Namen Epidiolex bei verschiedenen Epilepsie-Formen und anderen Erkrankungen durchgeführt. Epidiolex findet zum Teil schon Anwendung. Weitere Studien mit diesem CBD-Extrakt werden zurzeit durchgeführt.

In den meisten Bundestaaten der USA wurde die medizinische Verwendung von Cannabis legalisiert, allerdings in einem sehr unterschiedlichen Umfang. In vielen dieser Bundesstaaten ist eine große Anzahl von Produkten erhältlich, einschließlich CBD-Extrakten mit sehr hohem CBD-Gehalt, CBD-Ölen, CBD-Kaugummis und anderen Produkten, ebenso wie Cannabissamen zur Zucht von Cannabispflanzen mit einem hohen CBD-Gehalt. Allerdings enthalten die meisten Arten mit hohem CBD-Gehalt auch einen hohen Anteil an THC.

## CBD in Deutschland, Österreich und der Schweiz

Auch in den deutschsprachigen Ländern gibt es Unternehmen, die CBD-reiche Extrakte anbieten. Diese werden vor allem aus den weiblichen Blüten des Faserhanfs hergestellt. Darüber hinaus besteht in Deutschland die Möglichkeit, sich vom Arzt CBD-Rezepturarzneimittel aus der Apotheke verschreiben zu lassen. CBD wurde in Deutschland im Jahr 2016 apothekenpflichtig und muss verschrieben werden. Apotheken können dieses CBD bei dem Frankfurter Unternehmen THC Pharm bestellen. Leider übernehmen die Krankenkassen im Allgemeinen nicht die Kosten einer solchen Behandlung. In einzelnen Fällen tun sie das aber, beispielsweise gelegentlich bei schwerer therapieresistenter Epilepsie von Kindern.

In der Schweiz und in Österreich sind Hanfsorten, die maximal ein Prozent (Schweiz) bzw. 0,2 Prozent (Österreich) THC enthalten, legal und dürfen sogar als Cannabidiol-Marijuanasorten verkauft werden, jedoch nicht als Arzneimittel deklariert sein. Medizinische CBD-Präparate können aber in der Schweiz vom Arzt verordnet und anschließend über die Apotheke bezogen werden.

## Wie CBD im Körper seine Wirkungen entfaltet

Die Wirkungsmechanismen von CBD sind noch nicht vollständig erforscht. Sie sind vielfältig und nicht so einfach und kurz zu beschreiben wie die Wirkungsmechanismen von THC. THC stimuliert vor allem den Cannabinoid-1-Rezeptor (CB1-Rezeptor), was für die typischen psychischen Cannabiswirkungen verantwortlich ist, und den Cannabinoid-

2-Rezeptor (CB2-Rezeptor). Dagegen wurde für CBD eine Vielzahl von Wirkungsmechanismen festgestellt, von denen hier einige vorgestellt werden sollen.

So hemmt CBD einige Wirkungen von THC am CB1-Rezeptor, darunter die berauschenden Effekte und die Steigerung des Appetits (ZUARDI et al. 1982). CBD bindet zwar auch an den CB1-Rezeptor, jedoch an einer anderen Stelle. Man spricht von allosterischer Modulation (LAPRAIRIE et al. 2015). Interessanterweise aktiviert CBD unter bestimmten Bedingungen offenbar den CB1-Rezeptor. So basiert die Entspannung von Blutgefäßen durch CBD auf einer Aktivierung von CB1-Rezeptoren und Vanilloid-Rezeptoren (STANLEY et al. 2015).

CBD hemmt die Aufnahme des körpereigenen Cannabinoids Anandamid in die Zelle sowie dessen Abbau. Damit steigert CBD die Konzentration dieses Endocannabinoids (BISOGNO et al. 2001, MECHOULAM et al. 2002). CBD hemmt offenbar den Transport von Anandamid zu dem Protein in der Zelle, das für den Abbau dieses Endocannabinoids verantwortlich ist (KACZOCHA et al. 2014).

CBD bindet an eine Vielzahl weiterer Rezeptoren, z.B. an den Vanilloid-Rezeptor Typ 1 (TRPV1) (BISOGNO et al. 2001), an den Vanilloid-Rezeptor Typ 2 (NABISSI et al. 2015) und an den Glycin-Rezeptor (XIONG et al. 2012). CBD bindet an den ausgleichenden Nucleosid-Transporter-1 und verstärkt damit die Signalgebung durch Adenosin im Körper. Adenosin übt eine Anzahl von Wirkungen aus. So blockiert es die Ausschüttung aller aktivierenden und belebenden Neurotransmitter (Botenstoffe im Nervensystem), wie beispielsweise

Dopamin, Acetylcholin und Noradrenalin. Einige entzündungshemmende Wirkungen könnten auf diesem Wirkmechanismus beruhen. Die Behandlung von Mäusen mit einer niedrigen Dosis CBD verringert die Produktion des entzündungsfördernden Botenstoffes Tumor-Nekrose-Faktor-Alpha (TNF-Alpha) (MALFAIT et al. 2000).

CBD aktiviert den 5-HT$_{1A}$-Rezeptor (RUSSO et al. 2005). Seine Aktivierung wirkt potenziell angstlösend. Auch andere CBD-Wirkungen werden auf die Aktivierung dieses Rezeptors zurückgeführt.

CBD bindet an den GPR55-Rezeptor, einen mutmaßlichen Cannabinoid-Rezeptor (LI ET al. 2013). Dieser Effekt ist an der entzündungshemmenden Wirkung des Cannabinoids beteiligt. Zellstudien legen nahe, dass Cannabidiol seine krampflösenden Wirkungen zumindest zum Teil durch seine Wirkungen auf bestimmte Zellmembran-Kanäle (spannungsaktivierte Natriumkanäle) ausübt (PATEL et al. 2016). CBD ist ein so genannter Agonist an GPR3- und GPR6-Rezeptoren ist (LAUN et al. 2017). GPR3 ist an der Alzheimer-Krankheit beteiligt, während GPR6 eine mögliche Rolle bei der Parkinson-Krankheit spielt. In hohen Dosen bindet CBD an den Dopamin-2-Rezeptor, wie das auch andere Medikamente gegen Psychosen tun (SEEMAN et al. 2016).

Cannabinoide, einschließlich CBD, sind wirkungsvolle Antioxidantien, also Fänger freier Radikale. Es wurde gezeigt, dass CBD oxidativen Schädigungen durch $H_2O_2$ (Wasserstoffperoxid) besser als oder gleich gut wie Ascorbinsäure (Vitamin C) oder Tocopherol (Vitamin E) vorbeugt (HAMPSON et al. 1998).

## Dosierung von CBD

Die niedrigsten Einstiegsdosen bei der oralen Einnahme für reines THC (Dronabinol) sind 2 x 2,5 mg. Beim Cannabis-Extrakt Sativex wird mit einer Einstiegsdosis von einem Hub aus der Sprühflasche, entsprechend 2,7 mg THC und 2,5 mg CBD begonnen und dann täglich um einen Sprühstoß gesteigert. Die therapeutisch genutzten THC-Dosen können aber auch deutlich höher liegen. Bei CBD sind die Dosierungen meistens vergleichsweise hoch. Es gibt jedoch Hinweise, dass auch bereits vergleichsweise geringe Dosen von 40 bis 60 mg CBD einige erwünschte Wirkungen, beispielsweise eine Abnahme von Angst, bewirken können. Es wird überwiegend oral eingenommen, kann aber genauso wie THC inhaliert werden. Auch eine äußerliche Anwendung von CBD ist möglich, beispielsweise als Salbe oder Gel.

## Einnahme über den Mund

Die oralen Dosen bei einer Behandlung mit CBD liegen im Allgemeinen zwischen 40 und 800 mg für Erwachsene und zwischen 2 und 25 mg pro kg Körpergewicht für Kinder. Diese Dosen werden normalerweise auf zwei Gaben verteilt, also beispielsweise morgens und abends zum Essen jeweils zweimal 250 mg.

So erhielten Kinder mit Epilepsie in einer klinischen Studie mit dem CBD-Extrakt Epidiolex eine konstante Dosis von 5 mg/kg Körpergewicht zusätzlich zu ihren aktuellen Epilepsiemedikamenten. Die tägliche Dosis wurde langsam bis zum Auftreten einer Unverträglichkeit oder dem Erreichen einer maximalen Dosis von 25 mg/kg Körpergewicht gesteigert.

Erfahrungen von Ärzten, die Kinder mit Epilepsie behandeln, zeigen aber, dass manchmal auch schon eine Dosis von 2 mg/kg Körpergewicht wirksam sein kann. Dies würde bei einem 25 kg schweren Kind einer Tagesdosis von 50 mg entsprechen. Bei einem Bedarf von 20 mg/kg Körpergewicht entspräche dies 500 mg pro Tag.

In einer klinischen Studie zum Einsatz von CBD zur Behandlung der Schizophrenie wurde an der Universität Köln eine Tagesdosis von 800 mg eingesetzt (LEWEKE et al. 2012). Diese Dosis war so wirksam wie ein normales Neuroleptikum. In einer Studie an der Universität von São Paulo war CBD wirksam bei der Behandlung psychotischer Symptome bei Patienten mit Morbus Parkinson (ZUARDI et al. 2008). Die Patienten erhielten 150 mg CBD pro Tag. In einem Experiment mit 48 gesunden Teilnehmern zeigte CBD bereits in einer geringen Dosierung von 32 mg Eigenschaften, die auf einen möglichen Nutzen bei Angststörungen schließen lassen (DAS et al. 2013).

## Rauchen und Inhalieren

Genauso wie THC kann CBD-reicher Hanf auch geraucht oder anderweitig inhaliert werden.

## Lokale Applikation

CBD-Gele wurden Ratten, die an Arthritis litten, verabreicht, was zu einer Reduzierung der Gelenksschwellung, Schmerzen, Infiltration durch Immunzellen und entzündungsfördernder Botenstoffe, inklusive des Zytokins TNF-Alpha (Tumor-Nekrose-Faktor-Alpha), führte (HAMMELL et al. 2015). In den USA stellen Firmen CBD-Salben und andere externe Zubereitungen für die Verwendung beispielsweise bei Schuppenflechte oder Neurodermitis her.

## Decarboxylierung und „Aktivierung" von CBD

In der Pflanze liegen die Cannabinoide vor allem als Carboxylsäuren vor, CBD also als CBD-Säure (CBDA). Die meisten pharmakologischen Wirkungen gehen jedoch von der phenolischen Form des CBD aus. Um dieses zu erhalten, muss CBDA decarboxyliert werden. Das geschieht am einfachsten durch Erhitzung, beispielsweise beim Rauchen. Bei der oralen Einnahme müssen die Präparate entsprechend vorbereitet werden, falls diese nicht bereits phenolisches CBD enthalten. Zur Decarboxylierung können die Pflanzen bei etwa 120 °C für etwa eine Stunde oder bei etwa 140 °C für etwa eine halbe Stunde im Backofen erhitzt werden. Backen mit CBD-reichem Hanf bei normalen Backtemperaturen und -zeiten bringt also nahezu optimale Ergebnisse.

Die Arbeitsgruppe von Professor Brenneisen an der Universität Bern erforschte die Temperaturwirkung auf die Decarboxylierung von THCA und CBDA durch Verdampfer (Vaporizer) (LANZ et al. 2013). Bei einer Temperatur von 210 °Celsius wurden vier Vaporizer zur Inhalation der beiden Cannabinoide getestet, die sowohl THCA als auch CBDA fast vollständig zur Decarboxylierung brachten. Beide Substanzen waren innerhalb von Sekunden zu mehr als 98 Prozent decarboxyliert. CBD oxidiert bei zu langer und zu starker Einwirkung von Hitze bzw. bei langer Lagerung zu CBD-Hydroxychinon (MECHOULAM et al. 2002).

## 2. Die Inhaltsstoffe von Cannabis

Dieses Kapitel behandelt die Zusammensetzung verschiedener Cannabispflanzen, darunter THC (Delta-9-Tetrahydrocannabinol), CBD (Cannabidiol), andere Cannabinoide und Terpene (ätherische Öle), sowie ihre möglichen therapeutischen Wirkungen.

### Die Zusammensetzung von Cannabis

In unterschiedlichen Cannabissorten wurden in den vergangenen 50 Jahren etwa 600 chemische Verbindungen nachgewiesen, darunter neben den Cannabinoiden Substanzen anderer Stoffgruppen, wie Aminosäuren, Proteine, Zucker, Alkohole, Fettsäuren, Terpene und Flavonoide (sekundäre Pflanzenstoffe), also überwiegend Verbindungen, die auch in anderen Lebewesen (Tieren und Pflanzen) vorkommen.

### Cannabinoide

Die verschiedenen Cannabinoide kommen nicht alle in einer einzelnen Pflanze vor, sondern sie wurden weltweit in unterschiedlichen Pflanzen entdeckt. Heute sind insbesondere durch eine Arbeitsgruppe von Wissenschaftlern an der Universität von Mississippi mehr als 100 Cannabinoide nachgewiesen, von denen einige Artefakte darstellen oder nur in Spuren in der Pflanze hergestellt werden. Die aktuelle Zahl wurde im Jahr 2016 mit 120 angegeben (MAHMOUD ELSOHLY, persönliche Mitteilung). Cannabinoide lassen sich überwiegend bestimmten Typen zuordnen, wie dem Delta-9-THC-Typ, dem CBD-Typ, dem CBG-Typ etc.

**Tabelle 1:** Chemische Bestandteile von Cannabis

|     | Chemische Klasse | Bekannt |
|-----|------------------|---------|
| 1.  | Cannabinoide | etwa 120 |
| 2.  | Stickstoffverbindungen | 27 |
| 3.  | Aminosäuren | 18 |
| 4.  | Proteine, Glykoproteine und Enzyme | 11 |
| 5.  | Zucker und verwandte Verbindungen | 34 |
| 6.  | Hydrocarbone | 50 |
| 7.  | Einfache Alkohole | 7 |
| 8.  | Einfache Aldehyde | 12 |
| 9.  | Einfache Ketone | 13 |
| 10. | Einfache Säuren | 21 |
| 11. | Fettsäuren | 22 |
| 12. | Einfache Ester und Laktone | 13 |
| 13. | Steroide | 11 |
| 14. | Terpene | über 200 |
| 15. | Nichtcannabinoide Phenole | 25 |
| 16. | Flavonoide | 21 |
| 17. | Vitamine | 1 |
| 18. | Pigmente | 2 |
| 19. | Elemente | 9 |
|     | **Gesamt** | etwa 600 |

## THC

Wenn von THC die Rede ist, ist im Allgemeinen das in der Pflanze natürlich vorkommende Delta-9-THC gemeint. Mehr als zehn Cannabinoide zählen zum Delta-9-THC-Typ, von denen in der Pflanze vor allem zwei Delta-9-THC-Säuren vorkommen, die unter der Einwirkung von Hitze in das phenolische Delta-9-THC umgewandelt werden. Dieses phenolische THC verursacht die bekannten psychischen Wirkungen von Cannabis und ist auch für die meisten anderen pharmakologischen Wirkungen verantwortlich. THC bindet an die beiden bekannten Cannabinoid-Rezeptoren CB1 und CB2. Der CB1-Rezeptor kommt vor allem im zentralen Nervensystem vor. Wird er durch THC aktiviert, so bewirkt dies Schmerzlinderung, Muskelentspannung, Appetitsteigerung, Bronchienerweiterung, Steigerung der Herzfrequenz und einige weitere Wirkungen. Der CB2-Rezeptor findet sich vor allem auf Immunzellen, also auf Zellen, die im Körper für die Abwehr von Krankheitserregern und andere Immunprozesse zuständig sind. Die Aktivierung des CB2-Rezeptors durch THC hemmt Entzündungen und allergische Reaktionen.

### Der medizinische Nutzen von THC

Einsatzmöglichkeiten für Cannabis und THC ergeben sich für folgende Krankheiten und Krankheitssymptome:

- Übelkeit und Erbrechen: Krebs-Chemotherapie, HIV/Aids, Hepatitis C, Schwangerschaftserbrechen, Übelkeit im Rahmen der Migräne

- Appetitlosigkeit und Abmagerung: HIV/Aids, fortgeschrittene Krebserkrankung, Hepatitis C
- Spastik, Muskelkrämpfe (Spasmen), Muskelverhärtung: Multiple Sklerose, Querschnittslähmung, Spastik nach Schlaganfall, Spannungskopfschmerz, Bandscheibenprobleme und Verspannungen der Rückenmuskulatur
- Bewegungsstörungen mit einem Übermaß an Bewegungen (hyperkinetische Bewegungsstörungen): Tourette-Syndrom, Dystonie (z.B. spastischer Schiefhals oder Lidkrampf), durch eine Behandlung mit Levodopa ausgelöste Dyskinesien bei der Parkinsonkrankheit, tardive Dyskinesien (eine mögliche Nebenwirkung von Neuroleptika, die bei Schizophrenie verwendet werden), essenzieller Tremor (Zittern)
- Schmerzen: Migräne, Clusterkopfschmerz, Phantomschmerzen, Neuralgien (Nervenschmerzen, z.B. Ischialgie/Ischiasschmerzen), Menstruationsbeschwerden, Parästhesien (Kribbeln, Brennen, Ameisenlaufen) bei Zuckerkrankheit oder Aids, Hyperalgesie (verstärkte Schmerzempfindlichkeit), Schmerzen bei verspannter Muskulatur und Muskelkrämpfen, Arthrose, Arthritis, Colitis ulcerosa (eine chronische Darmentzündung), Restless-Legs-Syndrom (Syndrom der unruhigen Beine), Fibromyalgie (Weichteilrheumatismus)
- Allergien: Asthma, Hausstauballergie, Heuschnupfen
- Juckreiz: starker Juckreiz bei Lebererkrankungen, Neurodermitis
- Entzündungen: Asthma, Arthritis, Colitis ulcerosa, Morbus Crohn (eine chronische Darmentzündung), Neurodermitis, Morbus Bechterew, Psoriasis (Schuppenflechte)

- Psychische Erkrankungen: Depressionen, Angststörungen, bipolare Störungen (manisch-depressive Störung), posttraumatische Belastungsstörung (PTBS), Hyperaktivität, ADS (Aufmerksamkeitsdefizitsyndroms) bzw. ADHS (Aufmerksamkeitsdefizit-/Hyperaktivitätssyndrom), Impotenz, Alkoholismus, Opiatabhängigkeit, Schlafmittelabhängigkeit, Schlaflosigkeit, Autismus, verwirrtes Verhalten bei der Alzheimer-Krankheit
- Überproduktion von Magensäure: Magenschleimhautentzündung
- Erhöhter Augeninnendruck: Glaukom (grüner Star)
- Hören: Tinnitus (Ohrgeräusche)
- Weitung der Bronchien: Asthma, Luftnot bei anderen Erkrankungen der Atemwege
- Epilepsie
- Singultus (Schluckauf)
- Förderung der Wehentätigkeit bei der Geburt
- Überproduktion von Schweiß: Hyperhidrosis
- Krebshemmung: Krebserkrankungen
- Hauterkrankungen: Neurodermitis, Psoriasis (Schuppenflechte), Akne inversa
- Reizdarm

## Die medizinische Nutzung von CBD

Für Cannabidiol kommen unter anderem folgende medizinische Einsatzgebiete in Frage:

- Epilepsie
- Angststörungen
- Depressionen
- Schizophrene Psychosen
- Entzündungen
- Schmerzen
- Bewegungsstörungen: Dystonie, Dyskinesie
- Drogenabhängigkeit
- Übelkeit und Erbrechen
- Hemmung des Appetits

Daneben gibt es Hinweise auf weitere mögliche Einsatzgebiete, die im folgenden Kapitel behandelt werden.

# 3. Das therapeutische Potenzial von CBD

Die meisten CBD-Wirkungen wurden bisher nur im Tierversuch nachgewiesen. So wirkt es danach beispielsweise als schnelles Antidepressivum. Es lindert demnach Schmerzen aufgrund einer Nervenverletzung oder von Entzündungen bei Ratten. Es wirkt nervenschützend, indem es wirksamer als Vitamin C freie Radikale fängt. Es wirkt antiepileptisch, hemmt Übelkeit, tötet Krebszellen bei Brustkrebs, Prostatakrebs, Hirnkrebs und einigen anderen Krebsarten, wirkt entzündungshemmend, hemmt die Anhäufung von Prion-Proteinen in Prion-infizierten Zellen und könnte so dem Rinderwahnsinn (BSE) vorbeugen. Es wirkt antibakteriell gegen bestimmte gefährliche Keime (MRSA) mit hoher Antibiotikaresistenz und reduziert im Tierversuch das Risiko für die Entwicklung eines Diabetes (Zuckerkrankheit).

Nur wenige klinische Studien wurden bisher durchgeführt, aber die Grundlagenforschung weist auf eine mögliche therapeutische Verwendung bei einer Vielzahl von Erkrankungen und Symptomen hin. Die aktuelle Beweislage spiegelt nicht unbedingt das therapeutische Potenzial bei den untersuchten Erkrankungen wider. Es könnte sogar mögliche therapeutische Anwendungsgebiete für Krankheiten geben, für die bisher noch keine Studien durchgeführt wurden. Beispielsweise berichten einige Personen, die an ADHS (Aufmerksamkeitsdefizit-/Hyperaktivitätsstörung) leiden, von einer Linderung ihrer Symptome durch CBD-Extrakte, doch wurde dies noch nicht durch wissenschaftliche Forschung bestätigt.

Eine Studie mit 102 Patienten aus den Niederlanden, die drei verschiedene Cannabissorten aus Apotheken für medizinische Zwecke verwendeten, hat ergeben, dass sich die pharmakologischen Wirkungen in Abhängigkeit vom Verhältnis von THC und CBD unterscheiden (BRUNT et al. 2014).

## Epilepsie

Tierversuche (JONES et al. 2012, JONES et al. 2011), Fallberichte und erste klinische Studien zeigen, dass CBD antiepileptische Eigenschaften aufweist. Vor allem in den USA, aber mittlerweile auch in Deutschland und anderen europäischen Ländern, werden CBD und CBD-Extrakte zum Teil mit guten Erfolgen vor allem bei bestimmten genetisch bedingten Epilepsieformen von Kindern, wie dem Dravet-Syndrom, dem Lennox-Gastaut-Syndrom und dem Angelman-Syndrom, eingesetzt. CBD kann offenbar aber auch erfolgreich bei anderen Formen der Epilepsie genutzt werden.

So erhielten in einer Studie, die bereits vor mehr als 35 Jahren durchgeführt wurde, 8 Patienten mit Epilepsie entweder 3 mg CBD pro kg Körpergewicht oder ein Placebo (CUNHA et al. 1980). Vier der 8 CBD-Patienten blieben während des Experiments nahezu frei von Krampfanfällen, und 3 weitere Patienten zeigten teilweise Verbesserungen ihres klinischen Zustands. Bei einem Patienten war CBD unwirksam.

Nach einer Umfrage aus den USA mit 117 Kindern mit Epilepsie, berichteten 85 Prozent ihrer Eltern von einer Reduzierung der Anfallshäufigkeit und 14 Prozent gaben eine vollständige Anfallsfreiheit an (HUSSAIN et al. 2015). Die Epilepsie wurde jeweils als hoch therapierefraktär charakterisiert. Die mediane Dauer und die mediane CBD-Dosis waren 6,8 Monate bzw. 4,3 mg/kg Körpergewicht pro Tag. Ein hoher Anteil der Teilnehmer berichtete zudem von einem verbesserten Schlaf (53 Prozent), einer besseren Wachheit (71 Prozent) und besserer Stimmung (63 Prozent).

Cannabis mit einem hohen CBD-Gehalt zeigte auch nach einer israelischen Studie vielversprechende therapeutische Wirkungen bei 74 Patienten mit Epilepsie im Alter zwischen 1 und 18 Jahren, bei denen andere Behandlungen nicht anschlugen (Tzadok et al 2016). Die Patienten waren resistent gegen Standardmedikamente zur Behandlung der Epilepsie, und bei 66 Prozent versagten auch eine ketogene Diät, die Implantation eines Vagusnervstimulators oder beides. Alle begannen 2014 eine Behandlung mit Medizinalcannabis-Öl und wurden für mindestens drei Monate behandelt (im Durchschnitt 6 Monate). Die gewählte Mischung enthielt CBD und THC in einem Verhältnis von 20:1, gelöst in Olivenöl. Die CBD-Dosis reichte von 1 bis 20 mg pro kg Körpergewicht täglich. Die Behandlung mit CBD ergab einen signifikant positiven Effekt auf die Anfallsschwere. Die meisten Kinder (89 Prozent) berichteten von einer Verringerung der Anfallshäufigkeit. 13 Teilnehmer gaben eine Verringerung um 75 bis 100 Prozent an, 25 eine Verringerung um 50 bis 75 Prozent, neun eine Verringerung um 25 bis 50 Prozent, und 19 gaben eine Verringerung um weniger als 25 Prozent an. Fünf Patienten berichteten von einer Zunahme der Anfallsschwere, was zu einem Absetzen von CBD führte. Zusätzlich beobachteten die Autoren eine Verbesserung von Verhalten und Wachheit, Sprache, Kommunikation, motorischen Fähigkeiten und Schlaf. Nebenwirkungen umfassten Schläfrigkeit, Erschöpfung, Magen-Darm-Beschwerden und Reizbarkeit, welche bei 5 Patienten zum Absetzen von Cannabis führte.

Bei 43 Kindern aus Mexiko führte die Verwendung von Cannabis, das reich an CBD war, bei 51 Prozent zu einer moderaten bis deutlichen Abnahme der Anfälle und in weiteren 16 Prozent der Fälle zu einer Anfallsfreiheit (AGUIRRE-VELÁZQUEZ et al. 2017). Dies ergab eine Umfrage unter ihren Eltern. Die Zahl der antiepileptischen Medikamente wurde bei 9 von 43 (20,9 Prozent) der Fälle reduziert. Es wurden keine schweren Nebenwirkungen angegeben.

In einer Studie von der Universität von Colorado in den USA profitierte etwa ein Viertel von 119 Patienten und Jugendlichen von einer Behandlung mit oralen Cannabisextrakten (TREAT et al. 2016). Die durchschnittliche Dauer der Einnahme des oralen Cannabisextrakts betrug 11,7 Monate (Spanne: 0,3 bis 57 Monate). 24 Prozent der Patienten sprachen auf Cannabis an, wobei das Ansprechen als eine Reduzierung der Anfälle um mehr als 50 Prozent definiert wurde. Nebenwirkungen wurden von 19 Prozent der Patienten angegeben, wobei die häufigsten Nebenwirkungen Schläfrigkeit und eine Verschlechterung der Anfälle waren.

In einer offenen Studie mit 18 Kindern am Allgemeinen Krankenhaus von Massachusetts in Boston (USA) war CBD wirksam bei der Behandlung der Epilepsie aufgrund einer tuberösen Sklerose (HESS et al. 2016). Die tuberöse Sklerose (TS) ist eine genetische Störung, deren häufigste neurologische Manifestation eine Epilepsie ist. 18 von 56 Patienten, die an einer Studie mit Cannabidiol bei Patienten mit behandlungsresistenter Epilepsie teilnahmen, hatten die Diagnose einer TS. Die Einstiegsdosis von täglich 5 mg/kg Körpergewicht wurde jede Woche um 5 mg/kg täglich bis zu einer Maximaldosis von 50 mg/kg täglich erhöht, wenn sie vertragen wurde. Die mediane wöchentliche Anfallshäufigkeit lag vor Beginn der Therapie bei 22, die nach dreimonatiger Behandlung mit CBD auf 13 abnahm. Bei 12 Patienten, die mit CBD gleichzeitig Clobazam einnahmen, betrug die Rate des Ansprechens 58,3 Prozent, verglichen mit 33 Prozent bei den 6 Patienten, die kein Clobazam einnahmen.

Ärzte aus mehreren Zentren für Kinderheilkunde in den USA stellten die Fälle von sieben Kindern mit einem schweren Epilepsie-Syndrom vor, das mit fieberhaften Infektionen verbunden ist (FIRES-Anfälle), welche nicht auf antiepileptische Medikamente oder andere Behandlungsverfahren ansprachen und einen CBD-Extrakt erhalten hatten (GOFSHTEYN et al. 2016). Nach Beginn der Cannabidiol-Therapie verbesserten sich Zahl und Dauer der Anfälle bei 6 von 7 Patienten. Es wurden durchschnittlich 4 antiepileptische Medikamente abgesetzt. Die Forscher schrieben, dass, „obwohl dies eine offene Fallserie ist, die Autoren Cannabidiol als eine mögliche Behandlung für FIRES betrachten". FIRES ist eine schwere Form der Epilepsie, die normale Kinder nach einer fieberhaften Erkrankung betreffen kann. Sie stellt sich als eine akute Phase mit einem sehr schwer zu behandelnden Dauerkrampf, dem sogenannten Status epilepticus dar, und alle Patienten entwickeln eine chronische Phase mit anhaltender therapierefraktärer Epilepsie. Der typische Ausgang ist eine schwere Schädigung des Gehirns oder der Tod.

Das britische Unternehmen GW Pharmaceuticals hat in den vergangenen Jahren in den USA einige offene und einige Placebo-kontrollierte Studien mit ihrem CBD-Extrakt Epidiolex vor allem bei Epilepsieformen bei Kindern und Jugendlichen durchgeführt, darunter bei seltenen und schwer zu behandelnden Epilepsieformen wie dem Dravet-Syndrom und dem Lennox-Gastaut-Syndrom. Epidiolex wird als Sirup verabreicht. Die meisten Studienergebnisse wurden bisher erst auf Kongressen vorgestellt.

Eine klinische Studie mit 120 Kindern und jungen Erwachsenen, die am Dravet-Syndrom litten und mit Epidiolex behandelt wurden, wurde im New England Journal of Medicine veröffentlicht (DEVINSKY et al. 2017). Verschiedene Zentren in den USA nahmen an der Placebo-kontrollierten Studie über 14 Wochen teil. Die mediane Häufigkeit der Krampfanfälle pro Monat nahm mit CBD von 12,4 auf 5,9 ab, verglichen mit einer Abnahme von 14,9 auf 14,1 für das Placebo. Der Anteil der Patienten, die eine Reduzierung der Krampfanfälle um mindestens 50 Prozent aufwiesen, betrug 43 Prozent mit CBD und 27 Prozent mit dem Placebo. Der Gesamtzustand der Patienten verbesserte sich auf einer etablierten Skala in der CBD-Gruppe bei 62 Prozent um mindestens eine Kategorie, verglichen mit 34 Prozent in der Placebogruppe.

## Angststörungen und posttraumatische Belastungsstörung

CBD wirkt sowohl im Tierversuch (CAMPOS et al. 2012, EL-BATSH et al. 2012) als auch beim Menschen angstlösend.

In einer klinischen Studie wurden die Probanden gebeten, vor einer Videokamera eine Rede zu halten (ZUARDI et al. 1993). Dieser Versuchsaufbau erhöht die Angst der Probanden und lässt sich durch angstlösende Substanzen beeinflussen. CBD in einer Dosis von 300 mg wurde mit den angstlösenden Substanzen Ipsapiron (5 mg) und Diazepam (10 mg) verglichen. Die Ergebnisse zeigten, dass sowohl CBD als auch die beiden anderen Substanzen die Angst reduzierten, die durch den Versuchsaufbau ausgelöst wurde. In dieser Dosierung hatte CBD keine signifikante sedierende Wirkung.

In einem Experiment mit 48 gesunden Teilnehmern zeigte CBD bereits in einer geringen Dosierung von 32 mg Eigenschaften, die auf einen möglichen Nutzen bei Angststörungen schließen lassen (DAS et al. 2013).

Bei der psychedelischen Wissenschaftskonferenz vom 19. bis 24. April 2017 in San Francisco wurde eine große Fallserie von 136 Patienten präsentiert, die ebenfalls zeigt, dass CBD selbst in geringen Dosen von 40 bis 50 mg nützlich bei der Behandlung von Angst sein könnte (SHANNON et al. 2017).

In einer Studie von der Universität von São Paulo in Brasilien reduzierte die Gabe von CBD die Angst bei gesunden Personen in einer dosisabhängigen Art und Weise (ZUARDI et al. 2017). Die subjektive Angst wurde mit 300 mg CBD, jedoch nicht mit 100 und 900 mg CBD in einer ängstigenden Situation (Test für öffentliches Reden) reduziert. Die mittlere Dosis war also am wirksamsten.

Dieselben Wissenschaftler aus Brasilien untersuchten die Wirkung von CBD auf Patienten mit generalisierter sozialer Angststörung in einem Test, bei dem das Sprechen in einer öffentlichen Situation simuliert wurde (BERGAMASCHI ET AL. 2011). Drei Gruppen wurden verglichen: 12 gesunde Probanden als Kontrollgruppe ohne Medikation, 12 Patienten mit einer Angststörung, die eine Einzeldosis CBD (600 mg) erhielten und 12 Patienten, die ein Placebo erhielten. Die vorherige Behandlung mit CBD verringerte signifikant die Angst, geistige Einschränkungen und das Unbehagen während der Rede. CBD reduzierte auch die psychische Anspannung vor der Rede.

CBD war wirksam bei der Reduzierung der Angst und bei der Verbesserung des Schlafes bei einem 10 Jahre alten Mädchen mit posttraumatischer Belastungsstörung, das an der medizinischen Fakultät der Universität von Colorado behandelt wurde (SHANNON et al. 2016). Andere Medikamente waren nicht wirksam oder mit ausgeprägten Nebenwirkungen verbunden.

## Schizophrenie und Psychosen

Die Wirkungsweise von CBD auf schizophrene Psychosen ist noch nicht vollständig geklärt (RENARD et al. 2016). In Tierversuchen zeigte CBD Wirkungen, die antipsychotische Eigenschaften andeuten (PERES ET AL. 2016, OSBORNE et al. 2017). Die erste Untersuchung zu möglichen antipsychotischen

Wirkungen beim Menschen wurde bei einer schizophrenen Patientin durchgeführt, die während der Behandlung mit einem typischen Antipsychotikum signifikante hormonelle Nebenwirkungen hatte (ZUARDI et al. 1995). Die 19-jährige Frau wurde wegen Aggressivität, Selbstverletzung, inkohärenter Gedanken und akustischer Halluzinationen an das Universitätskrankenhaus von Ribeirão Preto (Brasilien) überwiesen. Sie erhielt vier Wochen lang CBD in immer höherer Dosierung bis zu täglich 1500 mg, aufgeteilt in zwei Einzeldosen. Die Symptome verringerten sich durch die CBD-Behandlung, und sie benötigte auch deutlich weniger Diazepam zur Beruhigung.

In einer offenen Pilotstudie an der Universität von São Paulo war CBD wirksam bei der Behandlung psychotischer Symptome bei Patienten mit Morbus Parkinson (ZUARDI et al. 2008). Für die Studie wurden sechs Patienten (vier Männer und zwei Frauen) mit der Diagnose Morbus Parkinson und Psychosen während der letzten drei Monate (oder darüber hinaus) ausgewählt. Alle Patienten erhielten zusätzlich zu ihrer üblichen Therapie vier Wochen lang CBD in flexiblen Dosen (beginnend mit einer oralen Dosis von 150 mg pro Tag). Die psychotischen Symptome zeigten eine signifikante Abnahme unter der Therapie mit CBD.

Die erste kontrollierte klinische Studie zum Einsatz von CBD zur Behandlung der Schizophrenie wurde an der Universität Köln mit 42 Patienten mit akuter Schizophrenie durchgeführt. Sie zeigte, dass CBD psychopathologische Symptome im Vergleich zum Ausgangszustand deutlich reduziert (LEWEKE et al. 2012). In einer Doppelblindstudie erhielt die Hälfte der Patienten vier Wochen lang täglich 800 mg orales CBD und die andere Hälfte das Standardmedikament Amisulprid, ein potentes Medikament gegen Psychosen. Beide Behandlungsmethoden waren sicher und führten zu einer deutlichen Besserung, aber CBD zeigte erheblich weniger Nebenwirkungen als Amisulprid.

Nach einer Pressemitteilung des Herstellers GW Pharmaceuticals vom 15. September 2015 wirkte ein CBD-Extrakt bei schizophrenen Patienten, die zuvor nicht ausreichend auf antipsychotische Medikamente angesprochen hatten. In dieser Studie mit 88 Probanden behielten die Patienten die bisherige antipsychotische Medikation bei und erhielten zusätzlich CBD oder ein Placebo. CBD war dem Placebo bei wichtigen Krankheitsaspekten konsistent überlegen. Der Anteil der auf die Therapie mit CBD Ansprechenden war nahezu dreimal so groß wie bei Teilnehmern mit dem Placebo. Es gab keine starken Nebenwirkungen und die Gesamtzahl der Nebenwirkungen ähnelte der durch das Placebo.

## Depressionen

CBD könnte ein schnell wirkendes Antidepressivum sein. So fanden Forscher der Universität von Kantabrien (Spanien) in zwei Studien mit einem Mausmodell für Depressionen heraus, dass „CBD ein neues, schnell wirkendes Medikament darstellen könnte, indem es Signalwege in der Hirnrinde, die auf Serotonin oder Glutamat reagieren, durch einen 5-HT$_{1A}$-Rezeptor-abhängigen Mechanismus verstärkt" (LINGE et al. 2015, LINGE et al. 2016).

Auch in einer Studie aus Israel mit Ratten mit depressiv-ähnlichem Verhalten zeigte CBD antidepressive Eigenschaften (SHOVAL et al. 2016).

## Schlaf

Die Wirkung von CBD auf den Schlaf könnte dosisabhängig sein, wobei niedrigere Dosen anregend und hohe Dosen sedierend wirken könnten. Es könnte aber auch sein, dass wie beim THC verschiedene Menschen nur unterschiedlich reagieren.

In einer klinischen Studie erhielten 8 Probanden vier verschiedene Präparate vor dem Zubettgehen: ein Placebo, 15 mg THC, 5 mg THC in Kombination mit 5 mg CBD, und 15 mg THC in Kombination mit 15 mg CBD (NICHOLSON et al. 2004). Die Verabreichung von 15 mg THC erhöhte die Schläfrigkeit, während 15 mg CBD eine anregende Wirkung hatten.

CBD erhöhte dagegen bei Ratten die Gesamtschlafzeit sowie die benötigte Zeit, um einzuschlafen (CHAGAS et al. 2013). Bei den Tieren, die die höchste Dosis erhielten, wurde die Tiefschlafphase verstärkt. Eine vermehrte Schläfrigkeit wurde als Nebenwirkung auch in einigen klinischen Studien beobachtet (z.B. CONSROE et al. 1986).

In einer Umfrage mit 163 Erwachsenen, die Cannabis für eine körperliche oder psychische Erkrankung kauften, gab es Beziehungen zwischen den Schlaf-Charakteristika und der Art des verwendeten Cannabis (BELENDIUK et al. 2015). Die 81 Personen mit Schlaflosigkeit und größerer Schwierigkeit einzuschlafen verwendeten mit einer größeren

Wahrscheinlichkeit Cannabissorten mit signifikant höheren CBD-Konzentrationen.

## Entzündungen und Autoimmunerkrankungen

CBD ist nach Untersuchungen mit Tieren ein potenter Entzündungshemmer (KOZELA et al. 2013, MECHA et al. 2013, LI et al. 2013, RIBEIRO et al. 2012, KOZELA et al. 2011, BUCCELLATO et al. 2011). Die Wirkungsmechanismen sind dabei offenbar mannigfaltig.

In Studien mit Mäusen unterdrückten sowohl THC als auch CBD dosisabhängig die Produktion und Sekretion des Zytokins Interleukin-17 (IL-17) (KOZELA et al. 2013, KOZELA et al. 2016). Die Konzentration dieser entzündungsfördernden Substanz ist bei entzündlichen Erkrankungen wie Multipler Sklerose erhöht. Eine Vorbehandlung mit CBD führte auch zu erhöhten Konzentrationen des entzündungshemmenden Zytokins IL-10. Es wurde eine Anzahl weiterer Mechanismen der Entzündungshemmung beschrieben (KOZELA et al. 2016). In einer weiteren Untersuchung wirkte CBD immunsuppressiv durch Induktion funktionaler regulatorischer T-Zellen, früher bekannt als Suppressor-T-Zellen (DHITAL et al. 2016).

Nach Forschung an der Universität von Neapel (Italien) reduziert CBD die Entzündung in Gewebeproben von Patienten mit Colitis ulcerosa und von Mäusen mit Darmentzündung (DE FILIPPIS et al. 2011). Die Wirkung von CBD war zumindest zum Teil durch den sogenannten PPAR-Gamma-Rezeptor vermittelt. Auch in einer weiteren Studie mit Mäusen, bei denen durch eine Chemikalie eine Colitis induziert worden war, reduzierte ein CBD-Extrakt die Schäden und die Darmbewegungen (Pagano et al. 2016).

Bei Mäusen verringert CBD auch Entzündungen bei akuter Pankreatitis (Li et al. 2013). Es reduzierte die Konzentration von entzündungsfördernden Substanzen (Interleukin-6, Tumor-Nekrose-Faktor-Alpha).

Andere entzündungshemmende Substanzen lassen sich gut mit CBD kombinieren. So zeigte eine Kombination aus CBD und Moringin, ein Bestandteil von Moringa oleifera (Meerrettichbaum) in Studien mit bestimmten weißen Blutkörperchen (Makrophagen) entzündungshemmende und antioxidative Wirkungen (Rajan et al. 2016).

CBD-Gele wurden an der Universität von Kentucky in den USA Ratten, die an Arthritis litten, äußerlich verabreicht, was zu einer Reduzierung der Gelenksschwellung, Schmerzen, Infiltration durch Immunzellen und entzündungsfördernder Botenstoffe, inklusive des Zytokins TNF-Alpha (Tumor-Nekrose-Faktor-Alpha), führte (Hammell et al. 2015).

**Nervenschutz und Multiple Sklerose**
Bei jungen Ratten wurden die Folgen von mechanischen Schäden am Ischiasnerv durch CBD reduziert (Perez et al. 2013). Die Autoren folgerten: „Die vorliegenden Ergebnisse zeigen, dass CBD neuroprotektive Eigenschaften besitzt, die wiederum vielversprechend für zukünftige klinische Anwendungen sind".

Forscher der Universität von São Paulo (Brasilien) untersuchten auch, wie nervenschützende Eigenschaften von CBD günstige Effekte auf den Morbus Parkinson haben könnten

(SANTOS et al. 2015). Sie untersuchten die nervenschützenden Wirkungen von CBD gegen MPP (1-Methyl-4-Phenylpyridinium) und fanden heraus, dass Nervenproteine und NGF-Rezeptoren (trkA) daran beteiligt sind. Sie berichteten, dass diese Mechanismen „zur Neuroprotektion gegen MPP(+) beitragen könnten, ein Nervengift, das für den Morbus Parkinson relevant ist".

In einer anderen Untersuchung reduzierte CBD die Degeneration von Nervenzellen, wie sie durch Alkohol verursacht werden kann (LIPUT et al. 2013). Die Wissenschaftler der Universität von Kentucky verwendeten dazu ein CBD-Gel, das sie auf die Haut der Tiere auftrugen, sodass das Medikament auf diese Weise in den Körper aufgenommen werden konnte.

Der PI3K/AKT/mTOR-Signalweg ist ein Signalweg in der Zelle, der für die Regulierung des Zellzyklus' wichtig ist (GIACOPPO et al. 2016). Nach Forschung an einem Forschungszentrum in Messina (Italien) mit einem Mausmodell der Multiplen Sklerose, die zu einer Abnahme der Aktivität dieses Signalwegs führt, war die Behandlung mit CBD in der Lage, diese Aktivität wiederherzustellen. Die Autoren schrieben, dass dies „ein neuer potentieller therapeutischer Angriffspunkt für die MS-Behandlung darstellen könnte". Die gleichen Forscher untersuchten die Wirksamkeit einer CBD-Salbe als örtliche Behandlung in einem Mausmodell für die Multiple Sklerose (GIACOPPO et al. 2015). Die Ergebnisse zeigten, dass die tägliche Behandlung mit einer örtlichen einprozentigen CBD-Salbe nervenschützende Wirkungen ausüben und dabei den klinischen Grad der Erkrankung durch Erholung der Lähmung der Hinterbeine verbessern kann. CBD bewirkte eine deutliche Abnahme von Entzündungswerten im Blut.

In einem Virusmodell der Multiplen Sklerose bei Mäusen reduzierte CBD langanhaltend Entzündungen und besserte motorische Defizite in der chronischen Phase der Erkrankung in Verbindung mit einer reduzierten Produktion entzündungsfördernder Botenstoffe (MECHA et al. 2013).

Sowohl die Behandlung mit CBD als auch mit PEA (Palmitoylethanolamid) reduzierte in einem Mausmodell der Multiplen Sklerose die Schwere der Erkrankung, begleitet von einer reduzierten Entzündung (RAHIMI et al. 2015).

## Transplantationen

Hinweise auf nützliche Wirkungen von CBD bei Transplantationen ergaben sich aus einer offenen Studie mit 48 erwachsenen Patienten aus Israel (YESHURUN et al. 2015). Die Teilnehmer der Studie hatten sich einer Transplantation von Blutstammzellen (allogene hämatopoetische Zelltransplantation) unterzogen, und CBD verbesserte das therapeutische Ergebnis, indem es die Häufigkeit einer gefürchteten Komplikation, bei der die fremden transportierten Blutzellen den Organismus des Patienten angreifen, verringerte. „Die Kombination aus CBD mit einer Standard-Prophylaxe für GVHD [Graft-versus-Host-Erkrankung] ist eine sichere und vielversprechende Strategie zur Reduzierung der Häufigkeit einer akuten GVHD", schrieben Forscher der Universität von Tel Aviv. CBD wurde in einer Dosis von 300 mg pro Tag oral eingenommen. Die Einnahme wurde 7 Tage vor der

Transplantation begonnen und bis zum 30. Tag danach fortgeführt. 38 Patienten (79 Prozent) litten an einer akuten Leukämie oder einem myelodysplastischen Syndrom. Die mediane Nachbeobachtungszeit betrug 16 Monate. Keiner der Patienten entwickelte eine akute Graft-versus-Host-Erkrankung (GVHD), während er CBD einnahm. Auch im weiteren Verlauf nach der Transplantation wurde die Häufigkeit einer solchen Komplikation durch CBD deutlich reduziert.

## Allergien und Asthma

In einer Studie mit Meerschweinchen verursachte die Inhalation von Ovalbumin eine allergisch bedingte Verengung der Atemwege. Diese wurde durch CBD reduziert (Dudášová et al. 2013). Die Wissenschaftler folgerten, dass CBD „eine positive Wirkung bei der Behandlung von obstruktiven Atemwegserkrankungen haben könnte".

Laut Untersuchungen an der medizinischen Universität von Taipei in Taiwan reduziert die Gabe von CBD bei Mäusen Überempfindlichkeitsreaktionen auf ein bestimmtes Protein, auf das die Tiere allergisch reagierten (Liu et al. 2010). Die Wissenschaftler stellten fest, dass CBD Überempfindlichkeitsreaktionen vom sogenannten Spättyp durch die Wirkungen von bestimmten Immunzellen (T-Zellen und Makrophagen) an der Entzündungsstelle dämpft.

## Schmerzen

Einige Patienten verwenden CBD erfolgreich gegen Schmerzen. Es ist gut erklärbar, dass Cannabidiol Schmerzen, die durch Entzündungen entstehen, bekämpfen kann, weil es entzündungshemmend wirkt. Es gibt Schmerzen, bei denen nicht auf den ersten Blick eine Entzündungskomponente eine Rolle spielt, die aber dennoch einen entzündlichen Aspekt haben, wie z.B. Knochenschmerzen bei Krebs (Lu et al. 2015).

Allerdings scheint CBD manchmal auch bei anderen Schmerzen wirksam zu sein. Sicherlich ist THC von deutlich größerer Bedeutung bei der Schmerzlinderung durch Cannabinoide. Erstaunlicherweise gibt es kaum Forschung in diesem Bereich. So ergab eine Studie an der Temple-Universität von Philadelphia in den USA mit CBD, das Mäusen allein oder zusammen mit Morphium verabreicht wurde, dass CBD bei einigen wenigen Schmerzformen hilfreich sein könnte (Neelakantan et al. 2015). In einer Studie aus Brasilien mit Ratten beeinflusste CBD verschiedene psychische Dimensionen der Reaktion von Ratten auf einen chirurgischen Schnitt (Genaro et al. 2017).

Eine Studie mit Mäusen an der Universität von Mississippi zeigte, dass sowohl THC als auch CBD die Stärke der neuropathischen Schmerzen, die durch das Chemotherapeutikum Cisplatin verursacht wurden, hemmten (Harris et al 2016). THC und CBD könnten in einigen Fällen synergistisch der Entwicklung einer Chemotherapie-induzierten peripheren Neuropathie vorbeugen (King et al. 2017). In einer Studie an der Temple Universität in Philadelphia mit Mäusen schwächten sowohl CBD als auch THC allein bei Mäusen, die mit Paclitaxel behandelt worden waren, die Schmerzen ab. CBD und THC wirkten synergistisch, wenn sie zusammen gegeben wurden. CBD schwächte auch die Schmerzen ab, die durch Oxaliplatin induziert wurden, jedoch nicht die durch Vincristin induzierten.

## Krebs

Mehrere Zell- und Tierversuche haben gezeigt, dass nicht nur THC, sondern auch CBD krebshemmende Eigenschaften besitzt. Auch CBD-Säure (CBDA) war in einem Zellexperiment krebshemmend. Wissenschaftler der Universität von Hiroshima in Japan zeigten, dass CBDA die Wanderung und damit die Metastasenbildung bei bestimmten Brustkrebszellen hemmt (Takeda et al. 2016).

Bei einigen Krebsarten gibt es Hinweise, dass THC und CBD in einer Kombination wirksamer sind als eines der beiden Cannabinoide allein. Es gibt auch Hinweise, dass THC und CBD die Wirksamkeit üblicher Chemotherapien und Strahlenbehandlungen zumindest in einigen Fällen verstärken könnten. Es ist davon auszugehen, dass CBD und THC bei verschiedenen Krebsarten eine unterschiedliche Bedeutung haben. So war CBD bei Experimenten mit menschlichen Neuroblastom-Zellen wirksamer als THC (Fisher et al. 2016). Das Neuroblastom ist eine der häufigsten soliden Krebsformen bei Kindern.

Italienische Forscher untersuchten die Anti-Tumor-Wirkung fünf natürlicher Cannabinoide der Cannabispflanze (Cannabidiol, Cannabigerol, Cannabichromen, Cannabidiolsäure und THC-Säure) bei Brustkrebs (Ligresti et al. 2006). Cannabidiol war von diesen Cannabinoiden die wirksamste Substanz bei der Hemmung des Wachstums von menschlichen Brustkrebszellen, die unter die Haut von

Mäusen injiziert wurden. CBD reduzierte auch die Lungen-
metastasen, die aus menschlichen Brustkrebszellen in die
Pfoten der Tiere injiziert worden waren. Forscher fanden
heraus, dass die Anti-Tumor-Wirkung von CBD durch die
Auslösung eines programmierten Zelltodes der Krebszellen
verursacht wurde. Die Brustkrebszellen haben sich unter
dem Einfluss von CBD also selbst umgebracht.

CBD hemmt ein Protein namens Id-1. Id-Proteine spielen
eine wichtige Rolle in der Tumorzellbiologie (MCALLISTER et
al. 2007). Die Forscher des California Pacific Medical Cen-
ter Research Institute kamen zu dem Schluss, dass „CBD
die erste nicht giftige exogene Substanz ist, die deutlich
die Id-1-Expression in metastasierenden Brustkrebszellen
verringern kann und damit zu einer Verringerung der Tumor-
aggressivität führt".

CBD hemmt auch die Bildung von neuen Blutgefäßen, die
sogenannte Angiogenese, in Tumoren (SOLINAS et al. 2012).
Sobald ein Tumor die Größe von ein oder zwei mm über-
schreitet, benötigt er zu seiner Ernährung neue Blutgefäße.
Wenn man deren Entwicklung hemmt, so wird auch das
Krebswachstum gehemmt.

Forscher der Universität von Camerino (Italien) fanden
einen weiteren Mechanismus, durch den CBD Gliomzellen
bekämpft, nämlich eine Autophagie, bei der die Zellen
eigene Bestandteile abbauen, was zum Zelltod führen kann
(NABISSI et al 2015).

Weitere tumorhemmende Wirkungen wurden bei folgenden
Erkrankungen gefunden: Leukämie (MCKALLIP et al. 2006),
Glioblastom (Marcu et al. 2010, Solinas et al. 2013, Torres

et al. 2011, Singer et al. 2015), Prostatakrebs (DE PETROCELLIS et al. 2013, RAMER et al. 2012), Myelom (NABISSI et al. 2016) und Gebärmutterhals-Krebs (LUKHELE et al. 2016).

Bei der Behandlung des besonders aggressiven dreifach negativen Brustkrebses könnte CBD die Wirksamkeit des Chemotherapeutikums Doxorubicin verstärken (ELBAZ et al. 2016). Forschung mit Leukämiezellen legt nahe, dass THC und CBD in Kombination mit Medikamenten gegen Leukämie (Cytarabin und Vincristin) eine dramatische Reduzierung der Dosis der Medikamente erlaubt, und sie trotzdem wirksam bleiben lässt (SCOTT et al. 2017). In menschlichen Glioblastom-Zellen wirkte CBD synergistisch mit Substanzen, die die DNA schädigen (Telozolomid, Carmustin oder Cisplatin) und für die Krebsbehandlung genutzt werden (DENG et al. 2016).

Im Jahr 2017 wurde erstmals von einer erfolgreichen placebokontrollierten Studie mit Cannabis bei einer Krebsart berichtet. Ein Cannabisextrakt mit THC und CBD verbesserte das Überleben von Patienten mit einem Glioblastom-Rückfall, einem besonders aggressiven Hirntumor, wenn er zusammen mit einer Standardtherapie verabreicht wurde (Pressemitteilung von GW Pharmaceuticals vom 7. Februar 2017). 12 Patienten erhielten Sativex zusammen mit Telozolomid, und 9 Patienten erhielten Telozolomid und ein Placebo. Die Studie zeigte, dass 83 Prozent der Patienten, die mit THC und CBD behandelt wurden, noch nach einem Jahr lebten, verglichen mit 53 Prozent bei Patienten in der Placebo-Gruppe. Das mediane Überleben lag in der Cannabisgruppe bei mehr als 550 Tagen, verglichen mit 369 Tagen in der Placebo-Gruppe.

## Übelkeit und Erbrechen

Anekdotische Belege und Grundlagenforschung zeigen, dass CBD-Säure (CBDA) potenziell Übelkeit und Erbrechen reduzieren kann, die durch verschiedene Ursachen hervorgerufen werden (Rock et al. 2013, Rock et al. 2013b, Rock et al. 2012, Parker et al. 2011).

Bei Ratten wurde die Wirkung von Metoclopramid, ein Arzneimittel zur Behandlung von Übelkeit und Erbrechen, durch Cannabidiolsäure verstärkt (Rock et al. 2013). CBDA wirkte auch synergistisch in Kombination mit sehr niedrigen Dosen des hochwirksamen Antiemetikums Ondansetron (Rock et al. 2013). In einer Studie mit Ratten und Spitzmäusen reduzierte CBDA Übelkeit und Erbrechen durch Verstärkung der 5-HT$_{1A}$-Rezeptor-Aktivierung (Rock et al. 2012).

In einer weiteren Studie mit Spitzmäusen (Suncus murinus) unterdrückte eine Kombination aus THC, CBD und CBDA wirksamer das Erbrechen als jede Substanz allein (Rock et al. 2015). In einem Rattenmodell für Übelkeit wirkte eine Kombination aus THC und CBDA synergistisch (Rock et al. 2016).

## Abhängigkeit und Entzug

Grundlagenforschung mit Tieren und wenige Untersuchungen mit Menschen deuten auf ein therapeutisches Potenzial von CBD bei Abhängigkeit von THC, Nikotin, Kokain und Opiaten mit entsprechenden Entzugssymptomen hin.

Im Jahr 2013 veröffentlichten Forscher des Universitätskollegs London Ergebnisse einer placebokontrollierten Studie, nach der Cannabidiol bei Tabakrauchern den

Zigarettenkonsum reduzierte (Morgan et al. 2013). In die Studie wurden 24 Personen aufgenommen, die mit dem Tabakrauchen aufhören wollten. Eine Woche lang erhielten 12 Teilnehmer Inhalationen mit CBD und die anderen 12 Inhalationen mit einem Placebo. Sie hatten die Anweisung bekommen, immer dann CBD zu inhalieren, wenn sie einen Drang zum Tabakrauchen verspürten. Im Verlauf der Behandlungswoche wiesen die Raucher, die mit dem Placebo behandelt worden waren, keinen Unterschied beim Tabakkonsum im Vergleich zu früher auf. Im Gegensatz dazu reduzierten die Raucher, die CBD eingenommen hatten, die Zahl der gerauchten Zigaretten um etwa 40 Prozent.

Nach einer Studie mit 94 Cannabiskonsumenten am Universitätskolleg London variieren die Cannabiswirkungen in Abhängigkeit vom Verhältnis von Cannabidiol zu THC (Morgan et al. 2010). Die Teilnehmer wurden einmal unberauscht und einmal unter dem Einfluss ihres selbst gewählten gerauchten Cannabis in einem Abstand von sieben Tagen hinsichtlich der appetitanregenden und euphorisierenden Wirkungen der Droge getestet. Jeder Konsument gab eine Probe des von ihm verwendeten Cannabis ab, woraufhin die entsprechenden Cannabinoidkonzentrationen bestimmt wurden. Wenn die Teilnehmer unter dem Einfluss von Cannabis standen, zeigten Raucher von Sorten mit vergleichsweise hohen CBD-Gehalten im Vergleich mit Rauchern von Sorten mit einem niedrigen CBD-/THC-Verhältnis eine reduzierte Neigung für Drogen- und Nahrungs-Stimuli. Personen, die Sorten mit einem höheren CBD-/THC-Gehalt rauchten, zeigten zudem an beiden Testtagen eine geringere Vorliebe für Cannabis-Stimuli. Die Forscher folgerten, dass ihre „Befunde nahe legen, dass CBD ein Potenzial für die Behandlung der Cannabisabhängigkeit besitzt".

Bisher wurde zur Wirkung von CBD auf das Verlangen nach THC bzw. Entzugssymptome nach Absetzen des Cannabiskonsums aber nur ein Fallbericht veröffentlicht. Im Jahr 2012 publizierten Wissenschaftler der medizinischen Fakultät der Universität von São Paulo in Brasilien einen Fallbericht, nach dem eine 19-jährige Frau mit Entzugssymptomen nach Beendigung ihres Cannabiskonsums von einer Behandlung mit CBD profitierte (CRIPPA et al. 2013). Die junge Frau wurde zehn Tage lang mit CBD behandelt. Durch die Cannabidioleinnahme blieben relevante Entzugssymptome aus.

Nach Tierexperimenten hemmt CBD die belohnende Wirkung von Morphium bzw. das Verlangen nach Morphium (KATSIDONI et al. 2013, MARKOS et al. 2017), reduziert das Suchtverhalten nach Heroin (REN et al. 2009) und reduziert Zeichen der Alkoholabhängigkeit (VIUDEZ-MARTÍNEZ et al. 2017).

CBD könnte nach einer tierexperimentellen Studie auch die positiven Wirkungen von THC beim Entzug von Opiaten verstärken und auf diese Weise die Abstinenz von Opiaten erleichtern. Eine brasilianische Studie mit Ratten legt nahe, dass CBD einem Rückfall in die Abhängigkeit vorbeugen könnte (DE CARVALHO et al. 2017). Es dämpfte die Kontext-Erinnerungen, die mit dem Drogenkonsum verknüpft waren.

Nach anderen Studien ergaben sich jedoch keine Wirkungen auf Opiate (HINE et al. 1975A, 1975B). Allerdings wurde eine synergistische Wirkung von CBD in Kombination mit

THC (2 mg/kg Körpergewicht) festgestellt. CBD verstärkte die durch THC verursachte Erleichterung der Abstinenz von Morphium. Viele Opiatabhängige berichten, dass sie durch die Verwendung von Cannabis die Abstinenz leichter durchhalten können. Es macht offenbar Sinn, dazu eine Sorte auszuwählen, die THC, aber auch einen großen Anteil CBD enthält.

An der Icahn Fakultät für Medizin am Mount Sinai New York wurde in einer kleinen klinische Studie mit gesunden Teilnehmern untersucht, ob CBD in Dosen von 400 oder 800 mg gemeinsam mit Opiaten eingenommen werden kann. Die Wissenschaftler kamen zum Ergebnis, dass die „gemeinsame Gabe von CBD und Opioiden sicher ist und gut vertragen wird" (MANINI et al. 2015).

Beim jährlichen Kongress der US-amerikanischen Gesellschaft für Neurowissenschaften berichtete eine Arbeitsgruppe des Scripps-Forschungsinstituts in La Jolla (USA) im Jahr 2017 von vorläufigen Forschungsergebnissen, die zeigen, dass CBD das Verlangen von Ratten nach Kokain reduziert. CBD bewirkte in einer anderen Studie mit Ratten jedoch nur eine minimale Reduzierung der Kokaineinnahme (MAHMUD et al. 2016).

Sowohl die Verwendung von Cannabis als auch von CBD könnten hilfreich bei der Reduzierung des Verlangens nach harten Drogen, wie Opiaten, Kokain und Alkohol, sein (WALSH et al. 2016). Wissenschaftler der Universität von British Columbia (Kanada) führten eine Übersicht zu Wirkungen des Cannabiskonsums auf die seelische Gesundheit durch. „Forschung legt nahe, dass Menschen Cannabis als eine Ausstiegsdroge von Substanzen, die potentiell schädlicher sind, wie beispielsweise Opiat-Schmerzmittel, nutzen könnten", erklärte der Forschungsleiter der Studie Zack Walsh, Professor für Psychologie am Okanagan-Campus der Universität von British Columbia.

## Reduzierung des Appetits und Übergewichts

Es ist seit Langem bekannt, dass CBD einige THC-Effekte hemmt, darunter die Steigerung des Appetits (SCOPINHO et al. 2011). CBD könnte bei der Behandlung von Übergewicht helfen (FARRIMOND et al. 2012, IGNATOWSKA-JANKOWSKA et al. 2011, SCOPINHO et al. 2012). Das britische Unternehmen GW Pharmaceuticals untersucht die appetithemmenden Eigenschaften von CBD und Tetrahydrocannabivarin (THCV). Nach Angaben des Unternehmens wirken die beiden Cannabinoide gut zusammen, um den Appetit zu zügeln.

CBD reduziert deutlich die aufgenommene Futtermenge bei Tieren (FARRIMOND et al. 2012). Laut einer Untersuchung der Universität von Gdansk (Polen) verringerte CBD dosisabhängig die Gewichtszunahme bei Ratten (IGNATOWSKA-JANKOWSKA et al. 2010). Dieser Effekt wird zumindest teilweise durch den CB2-Rezeptor vermittelt.

Forschung mit Zebrafischen und fettleibigen Mäusen zeigt, dass die Cannabinoide CBD und THCV die Fettkonzentration in Leberzellen reduzieren und die Entwicklung einer Fettleber hemmen (SILVESTRI et al. 2015).

Eine zellexperimentelle Studie aus Korea deutet einen weiteren Mechanismus an (PARRAY et al. 2016): CBD könnte eine Rolle bei der Bräunung weißer Fettzellen spielen. Die Gewinnung brauner Fettzellen aus weißen Fettzellen (Bräunung) und die Aktivierung bestehender brauner Fettzellen werden gegenwärtig als Möglichkeiten zur Bekämpfung von Fettleibigkeit untersucht.

## Durchblutungsstörungen

CBD verstärkt nach einer Studie an der Universität von Nottingham (Großbritannien) die maximale Entspannung der Blutgefäße durch Acetylcholin in Arterien von Ratten mit Diabetes (WHEAL et al. 2014). Diese Wirkung wurde zumindest zum Teil durch den CB2-Rezeptor vermittelt. CBD verstärkte die Produktion einer die Gefäße weitenden Substanz, die durch Cyclooxygenase entsteht. In einer weiteren Studie untersuchte dieselbe britische Arbeitsgruppe die Wirkungen von CBD auf Endothelzellen menschlicher Arterien (STANLEY et al. 2015). Aus ihrer Forschung folgerten die Autoren, dass „diese Studie zum ersten Mal zeigt, dass CBD eine Entspannung menschlicher Mesenterialarterien durch die Aktivierung" von CB1-Rezeptoren und Vanilloid-Rezeptoren bewirkt.

Studien deuten darauf hin, dass im Blut zirkulierende Endocannabinoide die Funktion der Blutgefäße bei Typ-2-Diabetes sowohl positiv als auch negativ verändern können, und „dass ein Teil des positiven Effekts von Cannabidiol bei Diabetes auf verbesserter endothelialer Vasodilatation beruhen könnte" (STANLEY et al. 2013). Vasodilatation bedeutet „Weitung der Blutgefäße".

Wissenschaftler des Medical College of Georgia in Augusta (USA) wiesen darauf hin, dass CBD eine wirksame neue Behandlungsoption für Schäden der Netzhaut (Retina) bei Diabetes (diabetische Retinopathie) sein könnte (LIOU et al. 2009).

## Diabetes

Grundlagenforschung legt nahe, dass CBD vorteilhaft bei Diabetes (Zuckerkrankheit) sein und Komplikationen, wie z.B. Schäden an den Blutgefäßen, verhindern kann.

Forscher des Hadassah-Universitätskrankenhauses in Jerusalem untersuchten die Wirkung von CBD auf die Entwicklung von Diabetes bei Mäusen, die Diabetes aufgrund genetischer Ursachen entwickeln (WEISS et al. 2006). Diese Tiere (NOD-Mäuse) entwickeln im Alter von vier bis fünf Wochen eine Insulitis, gefolgt von Diabetes nach weiteren etwa zehn Wochen. Insulitis ist eine Entzündung der Zellen in der Bauchspeicheldrüse, die Insulin produzieren, und Diabetes ist eine Folge der Zerstörung dieser Zellen. NOD-Mäuse im Alter von 6 bis 12 Wochen, die mit 10 bis 20 CBD-Injektionen (5 mg/kg Körpergewicht) behandelt wurden, zeigten eine deutlich reduzierte Diabeteshäufigkeit von 30 Prozent im Vergleich zu 86 Prozent bei unbehandelten Tieren. Zusätzlich war bei den Mäusen in der behandelten Gruppe, die Diabetes entwickelten, der Ausbruch der Krankheit signifikant verzögert. Der Blutspiegel von zwei Botenstoffen, IFN-Gamma und TFN-Alpha, die entzündungsfördernd wirken, ist bei NOD-Mäusen üblicherweise erhöht. Eine Behandlung mit CBD verursachte eine signifikante Verringerung (um mehr als 70 Prozent) der Blutkonzentration beider Substanzen.

In einem anderen Experiment wurden mit CBD behandelte Mäuse 26 Wochen lang beobachtet (WEISS et al. 2006). Während die fünf unbehandelten Tiere alle einen Diabetes entwickelten, blieben 3 von 5 der mit CBD behandelten Mäuse diabetesfrei. Die Wissenschaftler folgerten, dass die

Bestätigung der beobachteten Wirkung von CBD „zu einer klinischen Anwendung dieses Mittels zur Prävention des Typ-1-Diabetes" und möglicherweise auch anderer Autoimmunerkrankungen führen kann. Sie stellten fest, dass viele Patienten mit Typ-1-Diabetes zum Zeitpunkt der Diagnose noch über genügend Restzellen verfügen, die Insulin produzieren. Solche Patienten könnten für eine CBD-Therapie zur Beeinflussung ihres Immunsystems in Frage kommen.

Auch in einer Studie an der Dalhousie-Universität in Kanada entwickelten genetisch modifizierte Mäuse, die spontan einen Diabetes ausprägten, einen Typ-1-Diabetes erst später und zeigten signifikant reduzierte Zeichen einer Entzündung, wenn sie mit CBD behandelt wurden (LEHMANN et al. 2016).

## Bewegungsstörungen

Einige klinische Untersuchungen deuten auf ein therapeutisches Potenzial von CBD bei Bewegungsstörungen hin. Im Jahr 1984 wurde ein Fallbericht eines Patienten mit Meige-Syndrom veröffentlicht (SNIDER et al. 1984). Der Patient profitierte von der Behandlung mit 200 mg CBD. Das Meige-Syndrom ist eine Form der Dystonie, welche die Augenlider und Gesichtsmuskeln betrifft. Die Dystonie ist eine Bewegungsstörung, die lang anhaltende Kämpfe und Fehlstellungen, z.B. einen Schiefhals, verursacht.

In einer späteren offenen Pilotstudie wurde fünf Patienten mit dystonen Bewegungsstörungen CBD verabreicht (CONSROE et al. 1986). Orale CBD-Dosen von 100 bis 600 mg pro Tag wurden über einen Zeitraum von sechs Wochen zusammen mit der Standardmedikation gegeben. Eine dosisabhängige

Verbesserung der Dystonie wurde bei allen Patienten beobachtet und reichte von 20 bis 50 Prozent. Die Nebenwirkungen des CBD waren leicht und umfassten niedrigen Blutdruck, Mundtrockenheit, psychomotorische Verlangsamung, Benommenheit und Sedierung. Bei zwei Patienten, die gleichzeitig an Morbus Parkinson litten, verstärkte CBD bei Dosen über 300 mg pro Tag die Hypokinesie (verlangsamte Bewegung) und das Muskelzittern in Ruhe.

In Studien mit Mäusen dämpfte CBD die Katalepsie, welche durch Muskelsteifigkeit und eine starre Haltung gekennzeichnet ist (GOMES et al. 2013). Die Katalepsie wurde durch das antipsychotische Medikament Haloperidol, durch L-Nitro-N-Arginin (L-NOARG) oder durch das synthetische Cannabinoid WIN55,212-2, das ähnlich wie THC wirkt, hervorgerufen. Die Forscher stellten fest: „Diese Ergebnisse zeigen, dass CBD (...) über die Aktivierung des 5-HT$_{1A}$-Rezeptors durch verschiedene Mechanismen ausgelöste Katalepsien abmildern kann, was darauf hindeutet, dass es bei der Behandlung von Striatum-Erkrankungen wirksam sein könnte". Zu diesen Erkrankungen zählen Morbus Parkinson und Dyskinesien. Dyskinesien sind Störungen des Bewegungsablaufs, wie sie beispielsweise als Nebenwirkungen einer Therapie mit Medikamenten gegen Schizophrenie (Neuroleptika) auftreten können. Auch in einer späteren Untersuchung reduzierte CBD die Katalepsie, die durch Haloperidol induziert wurde, und dies wurde durch die Aktivierung des 5-HT$_{1A}$-Rezeptors vermittelt (SONEGO et al. 2016).

## Amyotrophe Lateralsklerose

Cannabidiol verbesserte nach einem Artikel eines österreichischen Wissenschaftlers die Symptome bei einem Patienten mit amyotropher Lateralsklerose (Nahler 2017). Er schrieb, dass „der Patient, ein Allgemeinarzt, zu Beginn seiner sechziger Jahre etwa vor 18 Monaten eine schmerzlose Schwäche und eine beeinträchtigte Funktion seiner rechten Hand bemerkte". Trotz der Behandlung mit Riluzol schritten die Symptome relativ schnell voran. Daher entschied sich der Patient, Cannabidiol (CBD, 2 × 200 mg täglich) als Zusatzmedikation einzunehmen. Er erhöhte die tägliche Dosis auf 2 × 300 mg. Der Autor schrieb: „Innerhalb von 6 Wochen entwickelte sich die beeinträchtigte Funktion der rechten Hand und des Fußes nahezu vollständig und die Dysphagie (gestörte Nahrungsaufnahme) teilweise zurück. Die Verbesserung hielt etwa 10 Wochen an, als erneut ein langsames Voranschreiten" der Symptome auftrat.

Unter Verwendung menschlicher Zellen demonstrierten Forscher, dass Cannabidiol die Aktivität von Genen veränderte, welche mit der amyotrophen Lateralsklerose, oxidativem Stress und Störungen der Funktion der Mitochondrien, den Kraftwerken der Zelle, zusammenhängen (SOUNDARA RAJAN et al. 2016).

## Morbus Alzheimer

Laut Forschern der Universität La Sapienza in Rom (Italien) reduziert CBD in einem Rattenmodell für die Alzheimerkrankheit die Entzündung im Gehirn, die durch Beta-Amyloid verursacht wird (ESPOSITO et al. 2011). CBD stimuliert auch die Bildung neuer Nervenzellen im Hippocampus, einer Hirnregion, die wichtig für das Gedächtnis ist. In Versuchen am Institut Cajal in Madrid (Spanien) konnte CBD in einem Mausmodell für den Morbus Alzheimer die Funktion der Mikroglia, Immunzellen des Gehirns, beeinflussen (MARTIN-MORENO et al. 2012). Die Wissenschaftler stellten fest, dass „CBD angesichts der fehlenden Psychoaktivität einen neuen therapeutischen Ansatz für diese neurologische Krankheit darstellen könnte".

In einem Mausmodell für den Morbus Alzheimer verbesserte eine Kombination aus THC und CBD die Beeinträchtigung des Gedächtnisses, selbst in fortgeschrittenen Stadien (ASO et al. 2016).

## Morbus Parkinson

Die wiederholte Verabreichung von Reserpin an Nagetiere verursacht Beeinträchtigungen der Motorik, die von Reduzierungen der geistigen Leistungsfähigkeit begleitet sind (PERES et al. 2016). Sie wurde von Forschern der Universität von São Paulo in Brasilien als Modell sowohl für tardive Dyskinesie als auch für Morbus Parkinson verwendet. CBD (0,5 und 5 mg/kg) schwächte die Beeinträchtigungen und Mundbewegungen, die durch Reserpin induziert worden waren, bei Ratten ab. CBD (0,5 mg/kg) verbesserte auch die durch Reserpin induzierten Gedächtnisdefizite. Die Autoren schrieben, dass CBD nützlich für die „Pharmakotherapie von Morbus Parkinson und tardiver Dyskinesie" sein könne. Brasilianische Forscher berichteten zudem von nervenschützenden Wirkungen von CBD gegen ein bestimmtes Nervengift, das für den

Morbus Parkinson relevant ist (1-Methyl-4-Phenylpyridinium), und untersuchten die Mechanismen (SANTOS et al. 2015).

Es könnte sein, dass CBD die Lebensqualität von Patienten mit Morbus Parkinson verbessert (CHAGAS et al. 2014). Dies ist das Ergebnis einer Studie, die von brasilianischen Forschern der Universität von São Paulo durchgeführt wurde. Aus einer Gruppe von 119 Patienten, die nacheinander in einer spezialisierten Klinik für Bewegungsstörungen beurteilt wurden, wählten sie 21 Patienten ohne Demenz und psychiatrische Erkrankungen aus. Die Teilnehmer wurden drei Gruppen zu jeweils sieben Personen zugeteilt, die mit einem Placebo, 75 mg CBD pro Tag oder 300 mg CBD täglich, behandelt wurden. Die Gabe von täglich 300 mg CBD war im Vergleich zum Placebo mit einem verbesserten Wohlbefinden und einer besseren Lebensqualität verbunden. Allerdings hatte CBD keinen lindernden Effekt auf die spezifischen Symptome der Erkrankung, noch war es nervenschützend.

## Schutz vor einer Schädigung der Gene

Bei Tests mit THC, CBD und CBN (Cannabinol) am Universitätskrankenhaus Shinshu Matsumoto (Japan) induzierte CBD am stärksten die Aktivität von $CYP_{1A1}$ (YAMAORI et al. 2015). Dieses Enzym baut die krebsfördernde Substanz Benzo(a)pyren ab. Frühere Forschung hat gezeigt, dass $CYP_{1A1}$ eine schützende Wirkung auf Gene haben könnte, was auf die Tatsache zurückgeführt wurde, dass $CYP_{1A1}$ besonders aktiv in der Darmschleimhaut ist und auf diese Weise die Aufnahme von oral aufgenommenem Benzo(a)pyren in das Blut hemmt.

## Bovine spongiforme Enzephalopathie (Rinderwahnsinn)

Forschung von Wissenschaftlern des Nationalen Zentrums für wissenschaftliche Forschung in Valbonne (Frankreich) legt nahe, dass CBD die Entwicklung von Prion-Krankheiten verhindern könnte. Die bekannteste Prion-Erkrankung ist BSE (Bovine spongiforme Enzephalopathie), landläufig auch Rinderwahnsinn genannt (DIRIKOC et al. 2007). Es wird angenommen, dass BSE auf den Menschen übertragen werden kann. Beim Menschen ist die Erkrankung als Creutzfeldt-Jakob-Krankheit bekannt.

Als Infektionserreger bei Prion-Krankheiten wird eine bestimmte Art von atypisch gefalteten Proteinen (Prionen) angenommen. Abnorm gefaltete Prion-Proteine übertragen die Krankheit zwischen Individuen und sind die Ursache für eine Degeneration des Gehirns. Die französischen Forscher berichteten, dass CBD die Anhäufung von Prion-Proteinen in Prion-infizierten Zellen bei Maus und Schaf hemmte, während andere Cannabinoide entweder schwach oder nicht wirksam waren. Darüber hinaus begrenzte CBD nach der Infektion mit Maus-Scrapie, eine weitere Prion-Krankheit, die Anhäufung der Prion-Proteine im Gehirn und erhöhte die Überlebensdauer der infizierten Tiere. CBD hemmte abhängig von der Konzentration die nervenschädigende Wirkung von Prionen.

## Malaria

Cannabidiol verbessert das Überleben und fördert die Rettung der geistigen Leistungsfähigkeit in einem Mausmodell der Malaria, die das Gehirn betrifft (CAMPOS et al. 2015).

Diese zerebrale Malaria, eine schwere Form der Erkrankung, die mit Hirnschäden einhergeht, kann durch eine Infektion mit dem Krankheitserreger *Plasmodium falciparum* verursacht werden.

## Schädigung von Leber und Gehirn

Wissenschaftler an der Universität von South Carolina in Columbia (USA) untersuchten die Wirkung von CBD auf eine akute Hepatitis, die durch Concanavalin A (Con A) bei Mäusen ausgelöst wurde (HEGDE et al. 2011). CBD reduzierte die Entzündung durch eine Erhöhung der Anzahl der myeloiden Suppressorzellen durch Aktivierung des Vanilloid-Rezeptors TRPV1.

Forschung von Wissenschaftlern aus Griechenland und Israel ergab, dass CBD die Gehirn- und Leberfunktion bei einem Tiermodell für eine durch Leberversagen verursachte Hirnschädigung (Enzephalopathie) verbessern kann (AVRAHAM et al. 2011).

CBD könnte auch nach zwei Studien der Universität von Belo Horizonte (Brasilien) die Giftigkeit von psychotropen Drogen auf das Gehirn und die Leber reduzieren. So schützte CBD in einer Studie mit Mäusen vor Anfällen in einem Modell des Kokain-Rausches (GOBIRA et al. 2015). Diese Wirkungen waren mit einer reduzierten Glutamat-Freisetzung verbunden. Die Autoren schrieben, dass „CBD weiter als eine Strategie für die Linderung der Giftigkeit von Psychostimulanzien untersucht werden sollte. Glutamat ist ein Nervenüberträgerstoff, der nach einer Hirnverletzung überaktiviert sein kann und selbst weitere Schäden verursacht. In Studien mit Mäusen reduzierte CBD in einer Dosis von 30 mg/kg Körpergewicht die akute Leberentzündung und -schädigung durch Kokain und beugte damit verbundenen Krampfanfällen vor (VILELA et al. 2015).

CBD beugte auch einer durch Alkohol induzierten Fettleber bei Mäusen vor (YANG et al. 2014). Wissenschaftler der Sun-Yat-sen Universität in Guangzhou (China) fanden heraus, dass diese Wirkung vermutlich durch die Reduzierung von oxidativem Stress in der Leber verursacht wurde. CBD reduzierte zudem die Autophagie (Zellabbau), die in den Leberzellen durch Alkohol verursacht wurde.

In einer spanischen Studie mit Ferkeln war die kombinierte schützende Wirkung von Hypothermie (reduzierte Körpertemperatur) und Cannabidiol auf Schäden von Gehirnzellen aufgrund einer reduzierten Sauerstoffversorgung während der Geburt größer als entweder mit Hypothermie oder CBD allein (LAFUENTE et al. 2016).

In einem Zellmodell der Bluthirnschranke schützte CBD in einer Studie der Universität von Nottingham (Großbritannien) vor der Zunahme der Durchlässigkeit, die durch eine Minderversorgung mit Sauerstoff und Glukose verursacht wurde (HIND et al 2016).

In einer Studie mit Ratten von Wissenschaftlern der Complutense Universität in Madrid verbesserte die Gabe von CBD nach einer vorübergehenden Verminderung der Blutzufuhr zum Gehirn die neurologische Funktion und reduzierte den Verlust von Gehirnzellen sowie der Entzündung des Gehirns (CEPRIÁN et al. 2017).

Laut einer Studie am Nationalen Institut für Alkoholmissbrauch und Alkoholismus in Bethesda (USA) reduziert CBD
die Folgen der Minderdurchblutung der Leber in einem
Mausmodell der hepatischen Ischämie (MUKHOPADHYAY et al.
2011). Dazu wurde die Blutversorgung der Leber unterbro-
chen und dann wiederhergestellt.

In einer Studie an der Universität von Maringá in Brasilien
mit Mäusen, deren Blutzufuhr zum Gehirn durch Verschluss
von Arterien reduziert wurde, beugte eine kurzzeitige Behandlung mit CBD kognitiven und emotionalen Beeinträchtigungen vor, schwächte den Verlust von Nervenzellen in
einer bestimmten Hirnregion (Hippocampus) ab und reduzierte Verletzungen der weißen Substanz (MORI et al. 2016).
Hirnschäden, die neugeborene Mäuse durch verringerte
Blutzufuhr erlitten hatten, konnten durch CBD bis zu 18
Stunden nach dem Ereignis gelindert werden (MOHAMMED
et al. 2016).

## Schädigung der Nieren

Bei Ratten verringerte eine intravenöse 30-minütige CBD-
Gabe eine Stunde vor und zwölf Stunden nach der Verringerung der Blutzufuhr zu den Nieren Organschäden (FOUAD
et al. 2012). Die Forscher folgerten, dass „Cannabidiol
durch seine antioxidativen und entzündungshemmenden
Eigenschaften eine mögliche therapeutische Option darstellen könnte", um vor Nierenschäden zu schützen, die durch
eine vorübergehend verringerte Blutversorgung verursacht
werden.

## Schädigung der Lunge

Untersuchungen an der Universität von São Paulo (Brasilien) zeigten, dass CBD bei einem Mausmodell der akuten Lungenschädigung die Entzündung reduzierte (RIBEIRO et al. 2012). Dieser Effekt wird möglicherweise durch den Adenosin-A2A-Rezeptor vermittelt.

Ein Sauerstoffmangel im Gehirn verursacht eine entzündliche Lungenschädigung bei neugeborenen Schweinen. CBD reduzierte diese entfernt liegende Lungenschädigung (ARRUZA et al 2017).

## Herzinfarkt und Herzschädigung

CBD könnte auch nützlich beim Herzinfarkt sein. Bei Kaninchen wurde am Universitätskrankenhaus Gasthuisberg in Leuven (Belgien) ein akuter Herzinfarkt verursacht, anschließend wurden die Wirkungen intravenöser CBD-Gaben von 0,1 mg/kg Körpergewicht untersucht (FENG et al. 2015). Die Autoren folgerten, dass die CBD-Therapie die Infarktgröße reduzierte und die Wiederherstellung der Herzfunktion erleichterte, und dass dies einen therapeutischen Nutzen haben könnte.

Laut Forschung an den Nationalen Instituten für Gesundheit in Bethesda (USA) mildert CBD eine Fehlfunktion des Herzens, oxidativen Stress, Fibrosen, Entzündungen und Zelltod in Tiermodellen der diabetischen Kardiomyopathie, einer bei der Zuckerkrankheit vorkommenden Herzschädigung (RAJESH et al. 2010). Die Autoren folgerten, dass „diese Ergebnisse in Verbindung mit dem ausgezeichneten Sicherheits- und Verträglichkeitsprofil von CBD beim Menschen stark darauf hindeuten, dass es ein großes therapeutisches Potenzial für die Behandlung von Diabeteskomplikationen und möglicherweise auch anderen Herz-Kreislauf-Erkrankungen haben könnte".

Bei Mäusen erwies sich CBD nützlich bei der Behandlung der Myokarditis (Herzmuskelentzündung), eine häufige Ursache von Herzversagen und plötzlichem Herztod bei Heranwachsenden und jungen Erwachsenen (LEE et al. 2016). Die Wissenschaftler am Nationalen Institut für Alkoholmissbrauch und Alkoholkonsum in den USA schrieben, dass dieses Cannabinoid „eine vielversprechende, neuartige Behandlungsmethode bei autoimmuner Myokarditis und bei anderen Autoimmunerkrankungen sowie bei Organtransplantationen darstellen kann."

## Bluthochdruck

In einer Studie mit neun gesunden männlichen Probanden reduzierte eine einzelne CBD-Dosis von 600 mg signifikant den Blutdruck (JADOON et al. 2017). Forscher der Universitäten von Nottingham und Oxford (Großbritannien) hatten den Teilnehmern in einer Cross-over-Studie entweder 600 mg CBD oder ein Placebo verabreicht. CBD reduzierte den systolischen Blutdruck in Ruhe (-6 mmHg) und das Schlagvolumen (-8 ml), erhöhte die Herzfrequenz und hielt den kardialen Auswurf unverändert. Die Personen, die CBD genommen hatten, wiesen einen niedrigeren Blutdruck (-5 mmHg, insbesondere vor und nach Stress) auf. Die Autoren folgerten, dass ihre „Daten zeigen, dass die akute Gabe von CBD den Ruheblutdruck und die Zunahme des Blutdrucks bei Stress beim Menschen reduziert, zusammen mit einer erhöhten Herzfrequenz.

## Blutvergiftung

CBD schützte bei Mäusen vor den negativen Folgen einer Sepsis (Blutvergiftung) (Ruiz-Valdepeñas et al. 2011). Es verhinderte die Weitung von kleinen Arterien und Venen.

## Verbesserung der Knochenheilung

Wissenschaftler des Knochenlabors der hebräischen Universität von Jerusalem (Israel) berichteten, dass CBD die biomechanischen Eigenschaften heilender Knochenbrüche bei Ratten verbesserte (Kogan et al. 2015). Die maximale Belastungsfähigkeit, jedoch nicht die Steifheit, von Oberschenkelknochen von Ratten, die acht Wochen lang eine Mischung aus CBD und THC erhalten hatten, wurde durch CBD merklich verbessert. Diese Wirkung trifft nicht auf THC zu, und eine Kombination mit THC war nicht besser als CBD allein. Die Dichte des Kallus-Materials wurde durch CBD und/oder THC nicht beeinflusst. Kallus bei Knochenbrüchen ist eine Masse unterschiedlicher Gewebetypen, die später zu Knochen umgewandelt wird. CBD stimulierte Enzyme, die für die Vernetzung von Kollagen, das wichtigste strukturelle Protein in Bindegeweben, zuständig sind. Die Autoren schrieben, dass dies „wahrscheinlich zu den verbesserten biomechanischen Eigenschaften von Knochenbruchkallus beiträgt. Zusammengenommen zeigen diese Daten, das CBD zu einer Verbesserung der Knochenheilung führt, und es unterstreicht die entscheidende mechanische Rolle von Enzymen für die Vernetzung von Kollagen".

## Schutz der Bandscheiben

Nach einer Studie an der Universität von São Paulo in Brasilien schwächte CBD signifikant die Wirkungen einer Bandscheibenverletzung ab, die Ratten durch eine Verletzung mittels einer Nadel zugefügt worden war (SILVEIRA et al. 2014). Zellen des inneren gelartigen Zentrums, des Nucleus pulposus, von Bandscheiben wurden in einer Studie aus China Ratten entnommen (CHEN et al. 2016). Experimente zeigten, dass CBD schützende Wirkungen auf diese Zellen haben kann.

## Akne und andere Hautkrankheiten

Die Vermehrung von menschlichen Hautzellen wird durch die Cannabinoide CBD und Cannabigerol (CBG) beeinflusst (PUCCI et al. 2013). Wissenschaftler schlossen daraus, dass „dies (insbesondere für Cannabidiol) für eine mögliche Nutzung als Hauptbestandteil bei der Entwicklung neuer Therapeutika für Hauterkrankungen spricht". Sie konnten nachweisen, dass die Signalgebung von Endocannabinoiden eine Rolle bei der Kontrolle der normalen Funktion der Haut spielt, wobei das Endocannabinoid Anandamid in der Lage ist, die Aktivität von Genen für die Differenzierung in unterschiedliche Hautzellen zu regulieren. Diese Gene entscheiden also darüber, welche Art von Hautzellen jeweils gebildet werden soll. CBD und CBG reduzierten signifikant die Aktivität aller getesteten Gene (Keratin 1 und 10, Involucrin und Transglutaminase 5) in bestimmten Hautzellen (differenzierte HaCaT-Zellen).

Forschung an der Universität von Debrecen (Ungarn) mit Zellen, die Talg in der Haut produzieren (Sebozyten), zeigt, dass CBD entzündungshemmende Wirkungen auf Sebozyten hat und die Talgproduktion reduziert (OLÁH et al. 2014). Daher könnte CBD eventuell bei Akne eingesetzt werden. Auch CBDV (Cannabidiovarin), CBC (Cannabichomen) und THCV (Tetrahydrocannabivarin) zeigen ähnliche Wirkungen (OLÁH et al. 2016).

## Reduzierung der Nebenwirkungen von Doxorubicin, Haloperidol und Kokain

CBD könnte den Körper vor Schäden durch verschiedene toxische Substanzen und Medikamente schützen. Doxorubicin ist ein häufig verwendetes und wirksames Medikament in der Krebstherapie, das als seltene Nebenwirkung schwere Herzschäden verursachen kann. Forschung mit Mäusen zeigt, dass diese Nebenwirkung durch CBD abgeschwächt werden kann (HAO et al. 2015).

Das antipsychotische Medikament Haloperidol kann motorische Nebenwirkungen verursachen. CBD reduzierte die Katalepsie (Muskelsteifheit), die durch Haloperidol induziert wurde, und dies wurde durch die Aktivierung des 5-HT$_{1A}$-Rezeptors vermittelt (SONEGO et al. 2016).

Wie bereits im Kapitel zu Leber- und Hirnschädigung beschrieben, könnte CBD nach zwei brasilianischen Studien die Giftigkeit von Kokain auf das Gehirn und die Leber reduzieren (GOBIRA et al. 2015, VILELA et al. 2015).

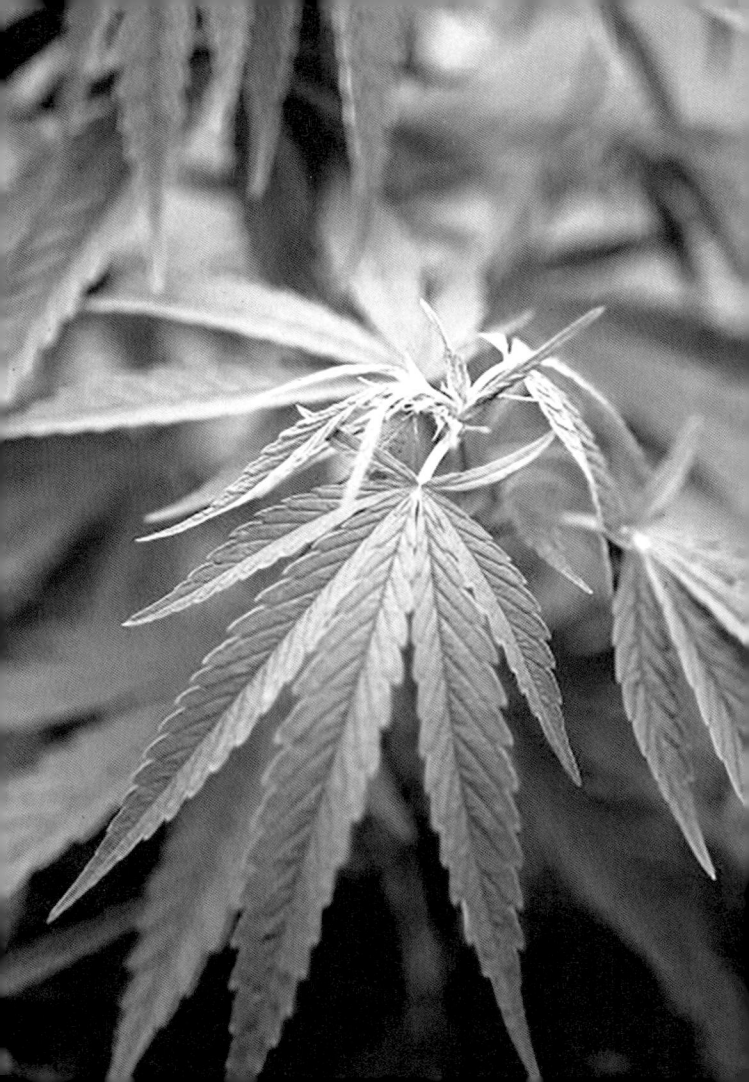

# 4. Wechselwirkungen und Nebenwirkungen

## Wechselwirkungen von THC und CBD

CBD hemmt einige Wirkungen von THC am CB1-Rezeptor, darunter die berauschenden Wirkungen und die Steigerung des Appetits (Zuardi et al. 1982). CBD bindet zwar auch an den CB1-Rezeptor, jedoch an einer anderen Stelle. Man spricht von allosterischer Modulation (Laprairie et al. 2015). Interessanterweise aktiviert CBD unter bestimmten Bedingungen offenbar den CB1-Rezeptor. So basiert die Entspannung von Blutgefäßen durch CBD auf einer Aktivierung von CB1-Rezeptoren und Vanilloid-Rezeptoren (Stanley et al. 2015).

Eine Blockierung der THC-Wirkungen wurde auch bei Tieren beobachtet. In einer Studie mit sechs Affen hatte CBD, das in der gleichen Dosis wie THC verabreicht wurde, keine Wirkungen auf bestimmte Verhaltensmuster, die durch THC verursacht worden waren (Jacobs et al. 2016). Wurde CBD in einer dreimal so hohen Dosis verabreicht, so schwächte es die THC-Wirkungen ab.

Im Rahmen einer Studie von Zuardi et al. (1982) erhielten acht Probanden im Zuge eines Doppelblindversuches entweder eine hohe Einzeldosis THC (0,5 mg/kg Körpergewicht, also zwischen 25 und 40 mg) oder die gleiche Dosis in Kombination mit der doppelten Menge an CBD. In der Studie stellte sich heraus, dass CBD die durch THC produzierte Angst blockierte. Dieser antagonistische Effekt wurde auch bei anderen, durch THC hervorgerufenen Symptomen festgestellt, unter anderem bei Konzentrationsschwierigkeiten und inkohärenten Gedankengängen. Darüber hinaus blockiert Cannabidiol verschiedene körperliche Wirkungen des THC, wie beispielsweise die Zunahme der Herzfrequenz (KARNIOL et al. 1974). So führten 30 mg oral konsumiertes THC 50 Minuten nach der Einnahme zu einer maximalen durchschnittlichen Erhöhung der Herzfrequenz auf 135 Schläge pro Minute. Im Vergleich dazu führte die Einnahme des Placebos nur zu 98 Schlägen pro Minute, während die gleichzeitige Einnahme von 30 mg THC und 60 mg CBD eine maximale Herzfrequenz von 106 Schlägen pro Minute verursachte (KARNIOL et al. 1974). Die Probanden wurden auch nach ihrer subjektiven Abschätzung eines Zeitraums von 60 Sekunden gefragt. Nach Einnahme des Placebos, 30 mg THC oder einer Kombination von 30 mg THC und 60 mg CBD, belief sich die durchschnittliche Schätzung auf 58 Sekunden (Placebo), 34 Sekunden (THC), und 50 Sekunden (THC und CBD) (KARNIOL et al. 1974).

Der Einfluss von CBD auf THC-Wirkungen hängt jedoch offenbar stark davon ab, ob beide Substanzen zusammen oder nacheinander eingenommen werden. Eine Studie der Universität von Sydney in Australien mit Ratten ergab, dass die Vorbehandlung mit CBD eine verstärkende Wirkung auf die Effekte von THC zur Folge hatte (KLEIN et al. 2011). Sowohl bei akuter als auch chronischer Anwendung erhöhte die CBD-Vorbehandlung die THC-Konzentration im Blut und Gehirn. Die Forscher schlossen daraus, dass „CBD die psychoaktiven und physiologischen Wirkungen des THCs bei Ratten verstärken kann, was mit großer Wahrscheinlichkeit der verlangsamten Verstoffwechselung und dem verlangsamten Abbau von THC geschuldet ist".

Die Wirkungen von CBD auf THC sind allerdings offenbar in verschiedenen Untersuchungen nicht ganz einheitlich. So beeinflusste CBD, wenn es 90 Minuten vor dem Rauchen einer Cannabiszigarette an gesunde Probanden verabreicht wurde, nicht die psychologischen Wirkungen und die Herzfrequenz (HANEY et al. 2015). Wissenschaftler des Staatlichen Psychiatrischen Instituts von New York und der Klinik für Psychiatrie der medizinischen Fakultät der Columbia University sowie von anderen Institutionen publizierten ihre Ergebnisse in der Zeitschrift Neuropsychopharmacology. Sie führten eine doppelblinde Überkreuzstudie durch, bei denen 31 Cannabisraucher zu 8 verschiedenen Zeitpunkten entweder 0, 200, 400 oder 800 mg orales CBD und entweder Cannabis mit einer THC-Konzentration von 0,01 Prozent (inaktiv) oder etwa 5,5 Prozent (5,3 bis 5,8 Prozent) erhielten. CBD, das allein keine signifikanten psychoaktiven oder Herz-Kreislauf-Wirkungen verursachte, veränderte nicht signifikant die Beurteilung des High-Gefühls oder die Herzfrequenz. Die Cannabiseinnahme, die subjektiven Wirkungen und die Beurteilung des Cannabis unterschieden sich nicht in Abhängigkeit von der CBD-Dosis im Vergleich zu Placebo-Kapseln. Die Autoren folgerten, dass ihre „Befunde nahelegen, dass orales CBD nicht die verstärkenden, physiologischen oder positiven subjektiven Wirkungen von gerauchtem Cannabis reduziert".

In einer australischen Studie mit Mäusen, die THC, CBD oder eine Kombination aus THC und CBD erhielten, wurde gezeigt, dass CBD die durch THC verursachte Reduzierung von Bewegungen verstärkte, jedoch die Senkung der Körper-temperatur und die Angstauslösung durch THC reduzierte (Todd & Arnold 2015). CBD allein hatte keine Wirkung auf diese Effekte. THC erhöhte die Gehirnaktivität in 11 von 35 untersuchten Hirnregionen. Die gleichzeitige Verabreichung von CBD unterdrückte die Aktivierung in 6 dieser Hirnregionen.

## Wechselwirkungen mit anderen Medikamenten

CBD muss zur Wirksamkeit oft in hohen Dosen verabreicht werden. Es wird in der Leber abgebaut. Dort hemmt es die Aktivität von Enzymen, die für den Abbau verschiedener Medikamente verantwortlich sind. Zu diesen Enzymen zählen CYP2C19, CYP2D6 und CYP3A4. Medikamente, die durch das CYP2C19-Enzym abgebaut werden, könnten langsamer abgebaut werden und stärker wirken, wenn sie zusammen mit CBD eingenommen werden (Jiang et al. 2013). Zu diesen Medikamenten zählen der Säurehemmer Pantoprazol sowie das Antiepileptikum Clobazam (Frisium). Es hemmt auch die Aktivität des Enzyms CYP2D6, sodass Medikamente, die dieses Enzym benötigen, langsamer abgebaut werden und stärker wirken. Dazu zählen die Säurehemmer Omeprazol sowie das Neuroleptikum Risperidon (Risperdal). Es ist bei der Einnahme großer Mengen von CBD daher Vorsicht angesagt, wenn die Substanz zusammen mit bestimmten anderen Medikamenten eingenommen wird.

Eine Anzahl von Medikamenten, wie Ketoconazol, Itraconazol, Ritonavir und Clarithromycin, hemmen das Enzym CYP3A4, was zu einem verlangsamten Abbau von CBD führen kann und damit zu höheren Konzentrationen (DAC-Monographie zu Cannabidiol 2015). Auf der anderen Seite beschleunigen andere Medikamente wie Phenobarbital, Rifampicin, Carbamazepin und Phenytoin die Aktivität des CYP3A4-Enzyms, sodass CBD schneller abgebaut wird.

Nach Forschung an der Hokuriku-Universität in Kanazawa (Japan) reduzieren mehrere Pflanzencannabinoide (THC, CBN, CBD) auch den Abbau von Warfarin und Diclofenac und verstärken so ihre Wirkung und ihre Wirkdauer (YAMAORI et al. 2012). Warfarin ist ein Medikament, das zur Reduzierung der Blutgerinnung verwendet wird, und Diclofenac reduziert Schmerzen und Entzündungen. Diese Cannabinoidwirkung beruhte auf einer Hemmung eines Enzyms (CYP2C9) in der Leber, das wesentlich verantwortlich für den Abbau von THC und CBD ist.

Ärzte am Allgemeinen Krankenhaus von Massachusetts (USA) behandelten 13 Kinder mit therapieresistenter Epilepsie mit CBD zusätzlich zu Clobazam und fanden erhöhte Blutspiegel des Letzteren (GEFFREY et al. 2015). Die mittlere Zunahme der Clobazam-Spiegel nach vierwöchiger Behandlung betrug 60 Prozent, mit einer großen Variation. Manchmal waren die Clobazam-Spiegel deutlich stärker erhöht.

In einer offenen Studie an der Universität von Alabama in Birmingham (USA) mit 39 Erwachsenen und 42 Kindern erhöhte eine Epilepsiebehandlung mit CBD die Blutspiegel von Topiramat, Rufinamid und N-Methylclobazam und senkte im Gegensatz zur Studie von Geffrey et al. (2005) die Spiegel von Clobazam (GASTON et al. 2017). Die Wirkung hing von der CBD-Dosis ab. Eine Zunahme der Blutspiegel von Zonisamid und Eslicarbazepin wurde bei steigenden CBD-Dosen bei Erwachsenen beobachtet. Mit Ausnahme der Spiegel für Clobazam und Desmethylclobazam bewegten sich alle beobachteten Spiegel innerhalb des akzeptierten therapeutischen Rahmens.

## Nebenwirkungen

Eine Auswertung der Studien mit CBD ergab, dass Cannabidiol „vermutlich sicher für Menschen und Tiere" ist (BERGAMASCHI et al. 2011). „Mehrere Studien deuten darauf hin, dass CBD bei nichttransformierten Zellen nicht giftig wirkt und keine Veränderungen der Nahrungsaufnahme und Katalepsie induziert, keinen Einfluss auf physiologische Parameter (Herzfrequenz, Blutdruck und Körpertemperatur) und den Magen-Darm-Trakt hat und nichts an psychomotorischen oder psychologischen Funktionen ändert".

Eine Übersicht zur Sicherheit von CBD kam zu dem Ergebnis, dass „das Sicherheitsprofil von CBD bereits auf eine vielfältige Art und Weise etabliert wurde. Allerdings gibt es einige Wissenslücken, die oben beschrieben wurden und durch weitere klinische Studien geschlossen werden sollten, um eine vollständig gut getestete pharmazeutische Substanz zu haben" (Iffland & Grotenhermen 2017). Diese Lücken betreffen vor allem die Sicherheit der genetischen Substanz sowie das Immunsystem.

In Zellexperimenten beeinflusste CBD die Funktion bestimmter Proteine (P-Glykoprotein und Breast Cancer Resistance

Protein), die bei der normalen Funktion der Plazenta (Mutterkuchen) eine Rolle spielen (FEINSHTEIN et al. 2013). Die Autoren folgerten, dass die Verwendung von CBD während der Schwangerschaft „die Plazentaschutzfunktionen reduzieren und ihre morphologischen und physiologischen Eigenschaften verändern kann".

In einer brasilianischen Studie reduzierte CBD das Gedächtnis bei Zebrafischen (NAZARIO et al. 2015). Eine langzeitige Vorbehandlung mit Koffein reduzierte den Gedächtnisverlust. Die Autoren schrieben, dass „diese Ergebnisse zeigen, dass CBD bei Zebrafischen angstlösende Eigenschaften besitzt, die mit anderen Tiermodellen vergleichbar sind, und dass hohe Dosen die Bewahrung des Gedächtnisses veränderten". Es ist unklar, in welchem Umfang sich die Verminderung der Gedächtnisleistung bei den Fischen auf den Menschen übertragen lässt, da eine solche Beobachtung bisher in klinischen Studien nicht gemacht wurde.

Wie oben im Kapitel zum Bluthochdruck beschrieben, kann CBD in hohen Dosen leicht den Blutdruck senken (JADOON et al. 2017).

# Literaturhinweise

Aguirre-Velázquez CG. Report from a Survey of Parents Regarding the Use of Cannabidiol (Medicinal cannabis) in Mexican Children with Refractory Epilepsy. Neurol Res Int 2017;2017:2985729.

Arruza L, Pazos MR, Mohammed N, Escribano N, Lafuente H, Santos M, Alvarez-Díaz FJ, Hind W, Martínez-Orgado J. Cannabidiol reduces lung injury induced by hypoxic-ischemic brain damage in newborn piglets. Pediatr Res 2017;82(1):79-86.

Aso E, Andrés-Benito P, Ferrer I. Delineating the Efficacy of a Cannabis-Based Medicine at Advanced Stages of Dementia in a Murine Model. J Alzheimers Dis 2016;54(3):903-912.

Avraham Y, Grigoriadis N, Poutahidis T, Vorobiev L, Magen I, Ilan Y, Mechoulam R, Berry E. Cannabidiol improves brain and liver function in a fulminant hepatic failure-induced model of hepatic encephalopathy in mice. Br J Pharmacol 2011;162(7):1650-8.

Belendiuk KA, Babson KA, Vandrey R, Bonn-Miller MO. Cannabis species and cannabinoid concentration preference among sleep-disturbed medicinal cannabis users. Addict Behav 2015;50:178-81.

Bergamaschi MM, Queiroz RH, Chagas MH, de Oliveira DC, De Martinis BS, Kapczinski F, Quevedo J, Roesler R, Schröder N, Nardi AE, Martín-Santos R, Hallak JE, Zuardi AW, Crippa JA. Cannabidiol reduces the anxiety induced by simulated public speaking in treatment-naïve social phobia patients. Neuropsychopharmacology 2011;36(6):1219-26.

Bergamaschi MM, Queiroz RH, Zuardi AW, Crippa JA. Safety and side effects of cannabidiol, a Cannabis sativa constituent. Curr Drug Saf 2011;6(4):237-49.

Bisogno T, Hanus L, De Petrocellis L, Tchilibon S, Ponde DE, Brandi I, et al. Molecular targets for cannabidiol and its synthetic analogues: effect on vanilloid VR1 receptors and on the cellular uptake and enzymatic hydrolysis of anandamide. Br J Pharmacol 2001;134:845-52.

Brunt TM, van Genugten M, Höner-Snoeken K, van de Velde MJ, Niesink RJ. Therapeutic satisfaction and subjective effects of different strains of pharmaceutical-grade cannabis. J Clin Psychopharmacol 2014;34(3):344-9.

Buccellato E, Carretta D, Utan A, Cavina C, Speroni E, Grassi G, Candeletti S, Romualdi P. Acute and chronic cannabinoid extracts administration affects motor function in a CREAE model of multiple sclerosis. J Ethnopharmacol 2011;133(3):1033-8.

Campos AC, Brant F, Miranda AS, Machado FS, Teixeira AL. Cannabidiol increases survival and promotes rescue of cognitive function in a murine model of cerebral malaria. Neuroscience 2015;289:166-80.

Campos AC, Ferreira FR, Guimarães FS. Cannabidiol blocks long-lasting behavioral consequences of predator threat stress: possible involvement of 5HT1A receptors. J Psychiatr Res 2012;46(11):1501-10.

Ceprián M, Jiménez-Sánchez L, Vargas C, Barata L, Hind W, Martínez-Orgado J. Cannabidiol reduces brain damage and improves functional recovery in a neonatal rat model of arterial ischemic stroke. Neuropharmacology 2017;116:151-159.

Chagas MH, Crippa JA, Zuardi AW, Hallak JE, Machado-de-Sousa JP, Hirotsu C, Maia L, Tufik S, Andersen ML. Effects of acute systemic administration of cannabidiol on sleep-wake cycle in rats. J Psychopharmacol 2013;27(3):312-6.

Chagas MH, Zuardi AW, Tumas V, Pena-Pereira MA, Sobreira ET, Bergamaschi MM, Dos Santos AC, Teixeira AL, Hallak JE, Crippa JA. Effects of cannabidiol in the treatment of patients with Parkinson's disease: An exploratory double-blind trial. J Psychopharmacol 2014;28(11):1088-98.

Chen J, Hou C, Chen X, Wang D, Yang P, He X, Zhou J, Li H. Protective effect of cannabidiol on hydrogen peroxideinduced apoptosis, inflammation and oxidative stress in nucleus pulposus cells. Mol Med Rep 2016;14(3):2321-7.

Consroe P, Sandyk R, Snider SR. Open label evaluation of cannabidiol in dystonic movement disorders. Int J Neurosci 1986;30(4):277-82.

Crippa JA, Derenusson GN, Ferrari TB, Wichert-Ana L, Duran FL, Martin-Santos R, Simões MV, Bhattacharyya S, Fusar-Poli P, Atakan Z, Santos Filho A, Freitas-Ferrari MC, McGuire PK, Zuardi AW, Busatto GF, Hallak JE. Neural basis of anxiolytic effects of cannabidiol (CBD) in generalized social anxiety disorder: a preliminary report. J Psychopharmacol 2011;25(1):121-30.

Crippa JA, Hallak JE, Machado-de-Sousa JP, Queiroz RH, Bergamaschi M, Chagas MH, Zuardi AW. Cannabidiol for the treatment of cannabis withdrawal syndrome: a case report. J Clin Pharm Ther 2013;38(2):162-4.

Cunha JM, Carlini EA, Pereira AE, Ramos OL, Pimentel C, Gagliardi R, Sanvito WL, Lander N, Mechoulam R. Chronic administration of cannabidiol to healthy volunteers and epileptic patients. Pharmacology 1980;21(3):175-85.

Dalton WS, Martz R, Rodda BE, Lemberger L, Forney RB. Influence of cannabidiol on secobarbital effects and plasma kinetics. Clin Pharmacol Ther 1976;20(6):695-700.

Das RK, Kamboj SK, Ramadas M, Yogan K, Gupta V, Redman E, Curran HV, Morgan CJ. Cannabidiol enhances consolidation of explicit fear extinction in humans. Psychopharmacology (Berl) 2013;226(4):781-92.

De Carvalho CR, Takahashi RN. Cannabidiol disrupts the reconsolidation of contextual drug-associated memories in Wistar rats. Addict Biol. 2017;22(3):742-751.

De Carvalho CR, Takahashi RN. Cannabidiol disrupts the reconsolidation of contextual drug-associated memories in Wistar rats. Addict Biol 2017;22(3):742-751.

De Filippis D, Esposito G, Cirillo C, Cipriano M, De Winter BY, Scuderi C, Sarnelli G, Cuomo R, Steardo L, De Man JG, Iuvone T. Cannabidiol reduces intestinal inflammation through the control of neuroimmune axis. PLoS One 2011;6(12):e28159.

De Filippis D, Esposito G, Cirillo C, Cipriano M, De Winter BY, Scuderi C, Sarnelli G, Cuomo R, Steardo L, De Man JG, Iuvone T. Cannabidiol reduces intestinal inflammation through the control of neuroimmune axis. PLoS One 2011;6(12):e28159.

De Petrocellis L, Ligresti A, Schiano Moriello A, Iappelli M, Verde R, Stott CG, Cristino L, Orlando P, Di Marzo V. Non-THC cannabinoids inhibit prostate carcinoma growth in vitro and in vivo: pro-apoptotic effects and underlying mechanisms. Br J Pharmacol 2013;168(1):79-102.

Deng L, Ng L, Ozawa T, Stella N. Quantitative Analyses of Synergistic Responses between Cannabidiol and DNA-Damaging Agents on the Proliferation and Viability of Glioblastoma and Neural Progenitor Cells in Culture. J Pharmacol Exp Ther 2017;360(1):215-224.

Devinsky O, Cross JH, Laux L, Marsh E, Miller I, Nabbout R, Scheffer IE, Thiele EA, Wright S. Trial of Cannabidiol for Drug-Resistant Seizures in the Dravet Syndrome. N Engl J Med 2017;376(21):2011-2020.

Dhital S, Stokes JV, Park N, Seo KS, Kaplan BL. Cannabidiol (CBD) induces functional Tregs in response to low-level T cell activation. Cell Immunol 2017;312:25-34.

Dirikoc S, Priola SA, Marella M, Zsürger N, Chabry J. Nonpsychoactive cannabidiol prevents prion accumulation and protects neurons against prion toxicity. J Neurosci 2007;27(36):9537-44.

Dudášová A, Keir SD, Parsons ME, Molleman A, Page CP. The effects of cannabidiol on the antigen-induced contraction of airways smooth muscle in the guinea-pig. Pulm Pharmacol Ther 2013;26(3):373-9.

ElBatsh MM, Assareh N, Marsden CA, Kendall DA. Anxiogenic-like effects of chronic cannabidiol administration in rats. Psychopharmacology (Berl) 2012;221(2):239-47.

Elbaz M, Ahirwar D, Ravi J, Nasser MW, Ganju RK. Novel role of cannabinoid receptor 2 in inhibiting EGF/EGFR and IGF-I/IGF-IR pathways in breast cancer. Oncotarget 2017;8(18):29668-29678.

Esposito G, Scuderi C, Valenza M, Togna GI, Latina V, De Filippis D, Cipriano M, Carratù MR, Iuvone T, Steardo L. Cannabidiol reduces A -induced neuroinflammation and promotes hippocampal neurogenesis through PPAR involvement. PLoS One 2011;6(12):e28668.

Fairbairn JW, Liebmann JA, Rowan MG. The stability of cannabis and its preparations on storage. J Pharm Pharmacol 1976;28(1):1-7.

Farrimond JA, Whalley BJ, Williams CM. Cannabinol and cannabidiol exert opposing effects on rat feeding patterns. Psychopharmacology (Berl) 2012;223(1):117-29.

Feinshtein V, Erez O, Ben-Zvi Z, Erez N, Eshkoli T, Sheizaf B, Sheiner E, Huleihel M, Holcberg G. Cannabidiol changes P-gp and BCRP expression in trophoblast cell lines. PeerJ 2013;1:e153.

Feng Y, Chen F, Ting Y, Xia Q, Liu Y, Huang G, Zhang J, Oyen R, Ni Y. Pharmacologic effects of cannabidiol on acute reperfused myocardial infarction in rabbits: evaluated with 3.0T cardiac magnetic resonance imaging and histopathology. J Cardiovasc Pharmacol 2015;66(4):354-63.

Feng Y, Chen F, Yin T, Xia Q, Liu Y, Huang G, Zhang J, Oyen R, Ni Y. Pharmacologic Effects of Cannabidiol on Acute Reperfused Myocardial Infarction in Rabbits: Evaluated With 3.0T Cardiac Magnetic Resonance Imaging and Histopathology. J Cardiovasc Pharmacol 2015;66(4):354-63

Fisher T, Golan H, Schiby G, PriChen S, Smoum R, Moshe I, Peshes-Yaloz N, Castiel A, Waldman D, Gallily R, Mechoulam R, Toren A. In vitro and in vivo efficacy of non-psychoactive cannabidiol in neuroblastoma. Curr Oncol 2016;23(2):S15-22.

Fouad AA, Al-Mulhim AS, Jresat I. Cannabidiol treatment ameliorates ischemia/reperfusion renal injury in rats. Life Sci 2012;91(7-8):284-92.

Gaston TE, Bebin EM, Cutter GR, Liu Y, Szaflarski JP. Interactions between cannabidiol and commonly used antiepileptic drugs. Epilepsia 2017;58(9):1586-1592.

Genaro K, Fabris D, Arantes ALF, Zuardi AW, Crippa JAS, Prado WA. Cannabidiol Is a Potential Therapeutic for the Affective-Motivational Dimension of Incision Pain in Rats. Front Pharmacol 2017;8:391.

Giacoppo S, Galuppo M, Pollastro F, Grassi G, Bramanti P, Mazzon E. A new formulation of cannabidiol in cream shows therapeutic effects in a mouse model of experimental autoimmune encephalomyelitis. Daru. 2015;23:48.

Giacoppo S, Pollastro F, Grassi G, Bramanti P, Mazzon E. Target regulation of PI3K/Akt/mTOR pathway by cannabidiol in treatment of experimental multiple sclerosis. Fitoterapia 2017;116:77-84.

Gobira PH, Vilela LR, Gonçalves BD, Santos RP, de Oliveira AC, Vieira LB, Aguiar DC, Crippa JA, Moreira FA. Cannabidiol, a Cannabis sativa constituent, inhibits cocaine-induced seizures in mice: Possible role of the mTOR pathway and reduction in glutamate release.

Gofshteyn JS, Wilfong A, Devinsky O, Bluvstein J, Charuta J, Ciliberto MA, Laux L, Marsh ED. Cannabidiol as a Potenzial Treatment for Febrile Infection-Related Epilepsy Syndrome (FIRES) in the Acute and Chronic Phases. J Child Neurol 2017;32(1):35-40.

Gomes FV, Del Bel EA, Guimarães FS. Cannabidiol attenuates catalepsy induced by distinct pharmacological mechanisms via 5-HT1A receptor activation in mice. Prog Neuropsychopharmacol Biol Psychiatry 2013;46:43-7.

Hamelink C, Hampson A, Wink DA, Eiden LE, Eskay RL. Comparison of cannabidiol, antioxidants, and diuretics in reversing binge ethanol-induced neurotoxicity. J Pharmacol Exp Ther 2005;314(2):780-8.

Hammell DC, Zhang LP, Ma F, Abshire SM, McIlwrath SL, Stinchcomb AL, Westlund KN. Transdermal cannabidiol reduces inflammation and pain-related behaviours in a rat model of arthritis. Eur J Pain 2016;20(6):936-48.

Hammell DC, Zhang LP, Ma F, Abshire SM, McIlwrath SL, Stinchcomb AL, Westlund KN. Transdermal cannabidiol reduces inflammation and pain-related behaviours in a rat model of arthritis. Eur J Pain 2016;20(6):936-48.

Hampson AJ, Grimaldi M, Axelrod J, Wink D. Cannabidiol and (-)Delta-9-tetrahydrocannabinol are neuroprotective antioxidants. Proc Natl Acad Sci U S A 1998;95(14):8268-73.

Hao E, Mukhopadhyay P, Cao Z, Erdélyi K, Holovac E, Liaudet L, Lee WS, Haskó G, Mechoulam R, Pacher P. Cannabidiol protects against doxorubicin-induced cardiomyopathy by modulating mitochondrial function and biogenesis. Mol Med 2015;6;21:38-45.

Harris HM, Sufka KJ, Gul W, ElSohly MA. Effects of Delta-9-Tetrahydrocannabinol and Cannabidiol on Cisplatin-Induced Neuropathy in Mice. Planta Med 2016;82(13):1169-72.

Harris HM, Sufka KJ, Gul W, ElSohly MA. Effects of Delta-9-Tetrahydrocannabinol and Cannabidiol on Cisplatin-Induced Neuropathy in Mice. Planta Med 2016;82(13):1169-72.

Hazekamp A, Fischedick JT. Cannabis - from cultivar to chemovar. Drug Test Anal 2012;4(7-8):660-7.

Hegde VL, Nagarkatti PS, Nagarkatti M. Role of myeloid-derived suppressor cells in amelioration of experimental autoimmune hepatitis following activation of TRPV1 receptors by cannabidiol. PLoS One 2011;6(4):e18281.

Hess EJ, Moody KA, Geffrey AL, Pollack SF, Skirvin LA, Bruno PL, Paolini JL, Thiele EA. Cannabidiol as a new treatment for drug-resistant epilepsy in tuberous sclerosis complex. Epilepsia 2016;57(10):1617-1624.

Hind WH, England TJ, O'Sullivan SE. Cannabidiol protects an in vitro model of the blood-brain barrier from oxygen-glucose deprivation via PPAR and 5-HT1A receptors. Br J Pharmacol 201;173(5):815-25.

Iffland K, Grotenhermen F. An Update on Safety and Side Effects of Cannabidiol: A Review of Clinical Data and Relevant Animal Studies. Cannabis and Cannabinoid Research. 2017,2(1):139-54.

Ignatowska-Jankowska B, Jankowski MM, Swiergiel AH. Cannabidiol decreases body weight gain in rats: involvement of CB2 receptors. Neurosci Lett 2011;490(1):82-4.

Jacobs DS, Kohut SJ, Jiang S, Nikas SP, Makriyannis A, Bergman J. Acute and chronic effects of cannabidiol on -tetrahydrocannabinol (THC)-induced disruption in stop signal task performance. Exp Clin Psychopharmacol 2016;24(5):320-330.

Jadoon KA, Tan GD, O'Sullivan SE. A single dose of cannabidiol reduces blood pressure in healthy volunteers in a randomized crossover study. JCI Insight. 2017;2(12).

Jones NA, Glyn SE, Akiyama S, Hill TD, Hill AJ, Weston SE, Burnett MD, Yamasaki Y, Stephens GJ, Whalley BJ, Williams CM. Cannabidiol exerts anti-convulsant effects in animal models of temporal lobe and partial seizures. Seizure 2012;21(5):344-52.

Kaczocha M, Rebecchi MJ, Ralph BP, Teng YH, Berger WT, Galbavy W, Elmes MW, Glaser ST, Wang L, Rizzo RC, Deutsch DG, Ojima I. Inhibition of fatty acid binding proteins elevates brain anandamide levels and produces analgesia. PLoS One 2014;9(4):e94200.

Karniol IG, Shirakawa I, Kasinski N, Pfeferman A, Carlini EA. Cannabidiol interferes with the effects of delta-9-tetrahydrocannabinol in man. Eur J Pharmacol 1974;28(1):172-7.

Katsidoni V, Anagnostou I, Panagis G. Cannabidiol inhibits the reward-facilitating effect of morphine: involvement of 5-HT1A receptors in the dorsal raphe nucleus. Addict Biol 2013;18(2):286-96.

King KM, Myers AM, Soroka-Monzo AJ, Tuma RF, Tallarida RJ, Walker EA, Ward SJ. Single and combined effects of (9) -tetrahydrocannabinol and cannabidiol in a mouse model of chemotherapy-induced neuropathic pain. Br J Pharmacol 2017;174(17):2832-2841.

Klein C, Karanges E, Spiro A, Wong A, Spencer J, Huynh T, Gunasekaran N, Karl T, Long LE, Huang XF, Liu K, Arnold JC, McGregor IS. Cannabidiol potentiates -tetrahydrocannabinol (THC) behavioural effects and alters THC pharmacokinetics during acute and chronic treatment in adolescent rats. Psychopharmacology (Berl) 2011;218(2):443-57.

Kogan NM, Melamed E, Wasserman E, Raphael B, Breuer A, Stok KS, Sondergaard R, Escudero AV, Baraghithy S, Attar-Namdar M, Friedlander-Barenboim S, Mathavan N, Isaksson H, Mechoulam R, Müller R, Bajayo A, Gabet Y, Bab I. Cannabidiol, a Major Non-Psychotrophic Cannabis Constituent Enhances Fracture Healing and Stimulates Lysyl Hydroxylase Activity in Osteoblasts. J Bone Miner Res 2015;30(10):1905-13.

Kozela E, Juknat A, Gao F, Kaushansky N, Coppola G, Vogel Z. Pathways and gene networks mediating the regulatory effects of cannabidiol, a nonpsychoactive cannabinoid, in autoimmune T cells. J Neuroinflammation 2016;13(1):136.

Kozela E, Juknat A, Kaushansky N, Rimmerman N, Ben-Nun A, Vogel Z. Cannabinoids decrease the th17 inflammatory autoimmune phenotype. J Neuroimmune Pharmacol 2013;8(5):1265-76.

Kozela E, Lev N, Kaushansky N, Eilam R, Rimmerman N, Levy R, Ben-Nun A, Juknat A, Vogel Z. Cannabidiol inhibits pathogenic T cells, decreases spinal microglial activation and ameliorates multiple sclerosis-like disease in C57BL/6 mice. Br J Pharmacol 2011;163(7):1507-19.

Lafuente H, Pazos MR, Alvarez A, Mohammed N, Santos M, Arizti M, Alvarez FJ, Martinez-Orgado JA. Effects of Cannabidiol and Hypothermia on Short-Term Brain Damage in New-Born Piglets after Acute Hypoxia-Ischemia. Front Neurosci 2016;10:323.

Lanz C, Mattsson J, Soydaner MAU, Brenneisen R. Medicinal cannabis: in vitro validation of vaporizers for the smoke-free inhalation of cannabinoids. Poster presented at the 2013 IACM Conference on 27.-28. September 2013 in Cologne.

Laprairie RB, Bagher AM, Kelly ME, Denovan-Wright EM. Cannabidiol is a negative allosteric modulator of the cannabinoid CB1 receptor. Br J Pharmacol 2015;172(20):4790-805.

Laun AS, Song ZH. GPR3 and GPR6, novel molecular targets for cannabidiol. Biochem Biophys Res Commun 2017;490(1):17-21.

Lee WS, Erdelyi K, Matyas C, Mukhopadhyay P, Varga ZV, Liaudet L, Haskó G, Čiháková D, Mechoulam R, Pacher P. Cannabidiol limits Tcell-mediated chronic autoimmune myocarditis: implications to autoimmune disorders and organ transplantation. 2016;22: 136–146.

Lehmann C, Fisher NB, Tugwell B, Szczesniak A, Kelly M, Zhou J. Experimental cannabidiol treatment reduces early pancreatic inflammation in type 1 diabetes. Clin Hemorheol Microcirc 2016;64(4):655-662.

Leweke FM, Piomelli D, Pahlisch F, Muhl D, Gerth CW, Hoyer C, Klosterkötter J, Hellmich M, Koethe D. Cannabidiol enhances anandamide signaling and alleviates psychotic symptoms of schizophrenia. Transl Psychiatry 2012;2:e94.

Li K, Feng JY, Li YY, Yuece B, Lin XH, Yu LY, Li YN, Feng YJ, Storr M. Anti-inflammatory role of cannabidiol and O-1602 in cerulein-induced acute pancreatitis in mice. Pancreas 2013;42(1):123-9.

Ligresti A, Moriello AS, Starowicz K, Matias I, Pisanti S, De Petrocellis L, Laezza C, Portella G, Bifulco M, Di Marzo V. Antitumor activity of plant cannabinoids with emphasis on the effect of cannabidiol on human breast carcinoma. J Pharmacol Exp Ther 2006;318(3):1375-87.

Linge R, Jiménez-Sánchez L, Campa L, Pilar-Cuéllar F, Vidal R, Pazos A, Adell A, Díaz Á. Cannabidiol induces rapid-acting antidepressant-like effects and enhances cortical 5-HT/glutamate neurotransmission: role of 5-HT1A receptors. . Neuropharmacology 2016;103:16-26.

Linge R, Jiménez-Sánchez L, Campa L, Pilar-Cuéllar F, Vidal R, Pazos A, Adell A, Díaz Á. Cannabidiol induces rapid-acting antidepressant-like effects and enhances cortical 5-HT/glutamate neurotransmission: role of 5-HT1A receptors. Neuropharmacology 2016;103:16-26.

Linge R, Jiménez-Sánchez L, Campa L, Pilar-Cuéllar F, Vidal R, Pazos A, Adell A, Díaz Á. Cannabidiol induces rapid-acting antidepressant-like effects and enhances cortical 5-HT/glutamate neurotransmission: role of 5-HT1A receptors. Neuropharmacology 2016;103:16-26.

Liou G, El-Remessy A, Ibrahim A, Caldwell R, Khalifa Y, Gunes A, Nussbaum J. Cannabidiol As a Putative Novel Therapy for Diabetic Retinopathy: A Postulated Mechanism of Action as an Entry Point for Biomarker-Guided Clinical Development. Curr Pharmacogenomics Person Med 2009;7(3):215-222.

Liput DJ, Hammell DC, Stinchcomb AL, Nixon K. Transdermal delivery of cannabidiol attenuates binge alcohol-induced neurodegeneration in a rodent model of an alcohol use disorder. Pharmacol Biochem Behav 2013;111:120-7.

Lu C, Liu Y, Sun B, Sun Y, Hou B, Zhang Y, Ma Z, Gu X. Intrathecal Injection of JWH-015 Attenuates Bone Cancer Pain Via Time-Dependent Modification of Pro-inflammatory Cytokines Expression and Astrocytes Activity in Spinal Cord. Inflammation.2015;38(5):1880-90.

Lukhele ST, Motadi LR. Cannabidiol rather than Cannabis sativa extracts inhibit cell growth and induce apoptosis in cervical cancer cells. BMC Complement Altern Med 2016;16(1):335.

Mahmud A, Gallant S, Sedki F, D'Cunha T, Shalev U. Effects of an acute cannabidiol treatment on cocaine self-administration and cue-induced cocaine seeking in male rats. J Psychopharmacol 2017;31(1):96-104.

Malfait AM, Gallily R, Sumariwalla PF, Malik AS, Andreakos E, Mechoulam R, Feldmann M. The nonpsychoactive cannabis constituent cannabidiol is an oral anti-arthritic therapeutic in murine collagen-induced arthritis. Proc Natl Acad Sci USA 2000;97(17):9561-6.

Manini AF, Yiannoulos G, Bergamaschi MM, Hernandez S, Olmedo R, Barnes AJ, Winkel G, Sinha R, Jutras-Aswad D, Huestis MA, Hurd YL. Safety and Pharmacokinetics of Oral Cannabidiol When Administered Concomitantly With Intravenous Fentanyl in Humans. J Addict Med 2015;9(3):204-10.

Marcu JP, Christian RT, Lau D, Zielinski AJ, Horowitz MP, Lee J, Pakdel A, Allison J, Limbad C, Moore DH, Yount GL, Desprez PY, McAllister SD. Cannabidiol enhances the inhibitory effects of delta9-tetrahydrocannabinol on human glioblastoma cell proliferation and survival. Mol Cancer Ther 2010;9(1):180-9.

Markos JR, Harris HM, Gul W, ElSohly MA, Sufka KJ. Effects of Cannabidiol on Morphine Conditioned Place Preference in Mice. Planta Med, 9. August 2017 [im Druck]

Martin-Santos R, Crippa JA, Batalla A, Bhattacharyya S, Atakan Z, Borgwardt S, Allen P, Seal M, Langohr K, Farré M, Zuardi AW, McGuire PK. Acute effects of a single, oral dose of delta-9-tetrahydrocannabinol (THC) and cannabidiol (CBD) administration in healthy volunteers. Curr Pharm Des 2012;18(32):4966-79.

McAllister SD, Christian RT, Horowitz MP, Garcia A, Desprez PY. Cannabidiol as a novel inhibitor of Id-1 gene expression in aggressive breast cancer cells. Mol Cancer Ther 2007;6(11):2921-7.

McKallip RJ, Jia W, Schlomer J, Warren JW, Nagarkatti PS, Nagarkatti M. Cannabidiol-induced apoptosis in human leukemia cells: A novel role of cannabidiol in the regulation of p22phox and Nox4 expression. Mol Pharmacol 2006;70(3):897-908.

Mecha M, Feliú A, Iñigo PM, Mestre L, Carrillo-Salinas FJ, Guaza C. Cannabidiol provides long-lasting protection against the deleterious effects of inflammation in a viral model of multiple sclerosis: a role for A2A receptors. Neurobiol Dis 2013;59:141-50.

Mechoulam R, Hanus L. Cannabidiol: an overview of some chemical and pharmacological aspects. Part I: chemical aspects. Chem Phys Lipids 2002;121(1-2):35-43.

Mechoulam R, Parker LA, Gallily R. Cannabidiol: an overview of some pharmacological aspects. J Clin Pharmacol 2002;42(11 Suppl):11S-19S.

Mohammed N, Ceprian M, Jimenez L, Pazos MR, Martínez-Orgado J. Neuroprotective Effects of Cannabidiol in Hypoxic Ischemic Insult. The Therapeutic Window in Newborn Mice. CNS Neurol Disord Drug Targets 2017;16(1):102-108.

Morgan CJ, Das RK, Joye A, Curran HV, Kamboj SK. Cannabidiol reduces cigarette consumption in tobacco smokers: preliminary findings. Addict Behav 2013;38(9):2433-6.

Morgan CJ, Freeman TP, Schafer GL, Curran HV. Cannabidiol Attenuates the appetitive Effects of Delta(9)-Tetrahydrocannabinol in Humans Smoking Their Chosen Cannabis. Neuropsychopharmacology 2010;35(9):1879-85.

Mori MA, Meyer E, Soares LM, Milani H, Guimarães FS, de Oliveira RM. Cannabidiol reduces neuroinflammation and promotes neuroplasticity and functional recovery after brain ischemia. Prog Neuropsychopharmacol Biol Psychiatry 2017;75:94-105.

Mukhopadhyay P, Rajesh M, Horváth B, Bátkai S, Park O, Tanchian G, Gao RY, Patel V, Wink DA, Liaudet L, Haskó G, Mechoulam R, Pacher P. Cannabidiol protects against hepatic ischemia/reperfusion injury by attenuating inflammatory signaling and response, oxidative/nitrative stress, and cell death. Free Radic Biol Med 2011;50(10):1368-81.

N. N. Monographie: Cannabidiol. Deutscher Arzneimittel-Codex (DAC) inkl. Neues Rezeptur-Formularium (NRF). DAC/NRF 22.10. 2015.

Nabissi M, Morelli MB, Amantini C, Liberati S, Santoni M, Ricci-Vitiani L, Pallini R, Santoni G. Cannabidiol stimulates Aml-1a-dependent glial differentiation and inhibits glioma stem-like cells proliferation by inducing autophagy in a TRPV2-dependent manner. Int J Cancer 2015;137(8):1855-69.

Nabissi M, Morelli MB, Amantini C, Liberati S, Santoni M, Ricci-Vitiani L, Pallini R, Santoni G. Cannabidiol stimulates Aml-1a-dependent glial differentiation and inhibits glioma stem-like cells proliferation by inducing autophagy in a TRPV2-dependent manner. Int J Cancer.2015;137(8):1855-69.

Nabissi M, Morelli MB, Offidani M, Amantini C, Gentili S, Soriani A, Cardinali C, Leoni P, Santoni G. Cannabinoids synergize with carfilzomib, reducing multiple myeloma cells viability and migration. Oncotarget 2016;7(47):77543-77557.

Nahler J. Co-medication with cannabidiol may slow down the progression of motor neuron disease: a case report. Gen Pract (Los Angel) 2017;5:4.

Nazario LR, Antonioli R Jr, Capiotti KM, Hallak JE, Zuardi AW, Crippa JA, Bonan CD, da Silva RS. Caffeine protects against memory loss induced by high and non-anxiolytic dose of cannabidiol in adult zebrafish (Danio rerio). Pharmacol Biochem Behav 2015;135:210-6.

Nazario LR, Antonioli R Junior, Capiotti KM, Hallak JE, Zuardi AW, Crippa JA, Bonan CD, da Silva RS. Coffeine protects against memory loss induced by high and non-anxiolytic dose of cannabidiol in adult zebrafish (Danio rerio). Pharmacol Biochem Behav 2015;135:210-216.

Neelakantan H(1), Tallarida RJ, Reichenbach ZW, Tuma RF, Ward SJ, Walker EA. Distinct interactions of cannabidiol and morphine in three noriceptive behavioral models in mice. Behav Pharmacol 2015;26(3):304-14.

Nicholson AN, Turner C, Stone BM, Robson PJ. Effect of Delta-9-tetrahydrocannabinol and cannabidiol on nocturnal sleep and early-morning behavior in young adults. J Clin Psychopharmacol 2004;24(3):305-13.

Oláh A, Markovics A, Szabó-Papp J, Szabó PT, Stott C, Zouboulis CC, Bíró T. Differential effectiveness of selected non-psychotropic phytocannabinoids on human sebocyte functions implicates their introduction in dry/seborrheic skin and acne treatment. Exp Dermatol 2016;25(9):701-7.

Oláh A, Tóth BI, Borbíró I, Sugawara K, Szöllõsi AG, Czifra G, Pál B, Ambrus L, Kloepper J, Camera E, Ludovici M, Picardo M, Voets T, Zouboulis CC, Paus R, Bíró T. Cannabidiol exerts sebostatic and antiinflammatory effects on human sebocytes. J Clin Invest 2014;124(9):3713-24.

Osborne AL, Solowij N, Babic I, Huang XF, Weston-Green K. Improved Social Interaction, Recognition and Working Memory with Cannabidiol Treatment in a Prenatal Infection (poly I:C) Rat Model. Neuropsychopharmacology 2017;42(7):1447-1457.

Pagano E, Capasso R, Piscitelli F, Romano B, Parisi OA, Finizio S, Lauritano A, Marzo VD, Izzo AA, Borrelli F. An Orally Active Cannabis Extract with High Content in Cannabidiol attenuates Chemically-induced Intestinal Inflammation and Hypermotility in the Mouse. Front Pharmacol 2016;7:341.

Parker LA, Rock EM, Limebeer CL. Regulation of nausea and vomiting by cannabinoids. Br J Pharmacol 2011;163(7):1411-22.

Parray HA, Yun JW. Cannabidiol promotes browning in 3T3-L1 adipocytes. Mol Cell Biochem 2016;416(1-2):131-9.

Patel RR, Barbosa C, Brustovetsky T, Brustovetsky N, Cummins TR. Aberrant epilepsy-associated mutant Nav1.6 sodium channel activity can be targeted with cannabidiol. Brain. 2016;139(Pt 8):2164-81.

Patel RR, Barbosa C, Brustovetsky T, Brustovetsky N, Cummins TR. Aberrant epilepsy-associated mutant Nav1.6 sodium channel activity can be targeted with cannabidiol. Brain 2016;139(Pt 8):2164-81.

Peres FF, Diana MC, Suiama MA, Justi V, Almeida V, Bressan RA, Zuardi AW, Hallak JE, Crippa JA, Abilio VC. Peripubertal treatment with cannabidiol prevents the emergence of psychosis in an animal model of schizophrenia. Schizophr Res 2016;172(1-3):220-1.

Peres FF, Levin R, Suiama MA, Diana MC, Gouvêa DA, Almeida V, Santos CM, Lungato L, Zuardi AW, Hallak JE, Crippa JA, Vânia D, Silva RH, Abílio VC. Cannabidiol Prevents Motor and Cognitive Impairments Induced by Reserpine in Rats. Front Pharmacol 2016;7:343.

Perez M, Benitez SU, Cartarozzi LP, Del Bel E, Guimarães FS, Oliveira AL. Neuroprotection and reduction of glial reaction by cannabidiol treatment after sciatic nerve transection in neonatal rats. Eur J Neurosci 2013;38(10):3424-34.

Petitet F, Jeantaud B, Reibaud M, Imperato A, Dubroeucq MC. Complex pharmacology of natural cannabinoids: evidence for partial agonist activity of delta-9-tetrahydrocannabinol and antagonist activity of cannabidiol on rat brain cannabinoid receptors. Life Sci 1998;63(1):PL1-6.

Pucci M, Rapino C, Di Francesco A, Dainese E, D'Addario C, Maccarrone M. Epigenetic control of skin differentiation genes by phytocannabinoids. Br J Pharmacol 2013;170(3):581-91.

Rahimi A, Faizi M, Talebi F, Noorbakhsh F, Kahrizi F, Naderi N. Interaction between the protective effects of cannabidiol and palmitoylethanolamide in experimental model of multiple sclerosis in C57BL/6 mice. Neuroscience 2015;290:279-87.

Rajan TS, Giacoppo S, Iori R, De Nicola GR, Grassi G, Pollastro F, Bramanti P, Mazzon E. Anti-inflammatory and antioxidant effects of a combination of cannabidiol and moringin in LPS-stimulated macrophages. Fitoterapia 2016;112:104-115.

Rajan TS, Scionti D, Diomede F, Grassi G, Pollastro F, Piattelli A, Cocco L, Bramanti P, Mazzon E, Trubiani O. Gingival Stromal Cells as an In Vitro Model: Cannabidiol Modulates Genes Linked With Amyotrophic Lateral Sclerosis. J Cell Biochem 2017;118(4):819-828

Rajesh M, Mukhopadhyay P, Bátkai S, Patel V, Saito K, Matsumoto S, Kashiwaya Y, Horváth B, Mukhopadhyay B, Becker L, Haskó G, Liaudet L, Wink DA, Veves A, Mechoulam R, Pacher P. Cannabidiol attenuates cardiac dysfunction, oxidative stress, fibrosis, and inflammatory and cell death signaling pathways in diabetic cardiomyopathy. J Am Coll Cardiol 2010;56(25):2115-25.

Ramer R, Bublitz K, Freimuth N, Merkord J, Rohde H, Haustein M, Borchert P, Schmuhl E, Linnebacher M, Hinz B. Cannabidiol inhibits lung cancer cell invasion and metastasis via intercellular adhesion molecule-1. FASEB J 2012;26(4):1535-48.

Ramer R, Rohde A, Merkord J, Rohde H, Hinz B. Decrease of plasminogen activator inhibitor-1 may contribute to the anti-invasive action of cannabidiol on human lung cancer cells. Pharm Res 2010;27(10):2162-74.

Ren Y, Whittard J, Higuera-Matas A, Morris CV, Hurd YL. Cannabidiol, a nonpsychotropic component of cannabis, inhibits cue-induced heroin seeking and normalizes discrete mesolimbic neuronal disturbances. J Neurosci 2009;29(47):14764-9.

Renard J, Loureiro M, Rosen LG, Zunder J, de Oliveira C, Schmid S, Rushlow WJ, Laviolette SR. Cannabidiol Counteracts Amphetamine-Induced Neuronal and Behavioral Sensitization of the Mesolimbic Dopamine Pathway through a Novel mTOR/p70S6 Kinase Signaling Pathway. J Neurosci 2016;36(18):5160-9.

Ribeiro A, Ferraz-de-Paula V, Pinheiro ML, Vitoretti LB, Mariano-Souza DP, Quinteiro-Filho WM, Akamine AT, Almeida VI, Quevedo J, Dal-Pizzol F, Hallak JE, Zuardi AW, Crippa JA, Palermo-Neto J. Cannabidiol, a non-psychotropic plant-derived cannabinoid, decreases inflammation in a murine model of acute lung injury: role for the adenosine A(2A) receptor. Eur J Pharmacol 2012;678(1-3):78-85.

Rock EM, Bolognini D, Limebeer CL, Cascio MG, Anavi-Goffer S, Fletcher PJ, Mechoulam R, Pertwee RG, Parker LA. Cannabidiol, a non-psychotropic component of cannabis, attenuates vomiting and nausea-like behaviour via indirect agonism of 5-HT(1A) somatodendritic autoreceptors in the dorsal raphe nucleus. Br J Pharmacol 2012;165(8):2620-34.

Rock EM, Connolly C, Limebeer CL, Parker LA. Effect of combined oral doses of (9)-tetrahydrocannabinol (THC) and cannabidiolic acid (CBDA) on acute and anticipatory nausea in rat models. Psychopharmacology (Berl) 2016;233(18):3353-60.

Rock EM, Parker LA. Effect of low doses of cannabidiolic acid and ondansetron on LiCl-induced conditioned gaping (a model of nausea-induced behaviour) in rats. Br J Pharmacol 2013b;169(3):685-92.

Rock EM, Parker LA. Suppression of lithium chloride-induced conditioned gaping (a model of nausea-induced behaviour) in rats (using the taste reactivity test) with metoclopramide is enhanced by cannabidiolic acid. Pharmacol Biochem Behav 2013;111:84-9.

Rock EM, Parker LA. Synergy between cannabidiol, cannabidiolic acid, and-tetrahydrocannabinol in the regulation of emesis in the Suncus murinus (house musk shrew). Behav Neurosci 2015;129(3):368-70.

Ruiz-Valdepeñas L, Martínez-Orgado JA, Benito C, Millán A, Tolón RM, Romero J. Cannabidiol reduces lipopolysaccharide-induced vascular changes and inflammation in the mouse brain: an intravital microscopy study. J Neuroinflammation 2011;8(1):5.

Russo EB, Burnett A, Hall B, Parker KK. Agonistic properties of cannabidiol at 5-HT1a receptors. Neurochem Res 2005;30(8):1037-43.

Santos NA, Martins NM, Sisti FM, Fernandes LS, Ferreira RS,  Queiroz RH, Santos AC. The neuroprotection of cannabidiol against MPP -induced toxicity in PC12 cells involves trkA receptors, upregulation of axonal and synaptic proteins, neuritogenesis, and might be relevant to Parkinson's disease Toxicol In Vitro. 2015;30:231-40.

Santos NA, Martins NM, Sisti FM, Fernandes LS, Ferreira RS, Queiroz RH, Santos AC. The neuroprotection of cannabidiol against MPP -induced toxicity in PC12 cells involves trkA receptors, upregulation of axonal and synaptic proteins, neuritogenesis, and might be relevant to Parkinson's disease. Toxicol In Vitro 2015;30(1 Pt B):231-40.

Scopinho AA, Guimarães FS, Corrêa FM, Resstel LB. Cannabidiol inhibits the hyperphagia induced by cannabinoid-1 or serotonin-1A receptor agonists. Pharmacol Biochem Behav 2011;98(2):268-72.

Scott KA, Dalgleish AG, Liu WM. Anticancer effects of phytocannabinoids used with chemotherapy in leukaemia cells can be improved by altering the sequence of their administration. Int J Oncol 2017;51(1):369-377.

Scott KA, Shah S, Dalgleish AG, Liu WM. Enhancing the activity of cannabidiol and other cannabinoids in vitro through modifications to drug combinations and treatment schedules. Anticancer Res 2013;33(10):4373-80.

Seeman P. Cannabidiol is a partial agonist at dopamine D2High receptors, predicting its antipsychotic clinical dose. Transl Psychiatry 2016;6(10):e920.

Shannon S, Opila-Lehman J. Effectiveness of Cannabidiol Oil for Pediatric Anxiety and Insomnia as Part of Posttraumatic Stress Disorder: A Case Report. Perm J 2016;20(4):108-111.

Shannon S. Cannabidiol in the Treatment of Anxiety: A Large Case Series. Präsentiert am 21. April 2017 bei der Psychodelic Science 2017, 19. bis 24. April 2017, San Francisco, USA.

Shoval G, Shbiro L, Hershkovitz L, Hazut N, Zalsman G, Mechoulam R, Weller A. Prohedonic Effect of Cannabidiol in a Rat Model of Depression. Neuropsychobiology 2016;73(2):123-9.

Silveira JW(1), Issy AC(1), Castania VA(1), Salmon CE(2), Nogueira-Barbosa MH(3), Guimarães FS(4), Defino HL(5), Del Bel E(1). Protective effects of cannabidiol on lesion-induced intervertebral disc degeneration. PLoS One 2014;9(12):e113161.

Silvestri C, Paris D, Martella A, Melck D, Guadagnino I, Cawthorne M, Motta A, Di Marzo V. Two non-psychoactive cannabinoids reduce intracellular lipid levels and inhibit hepatosteatosis. J Hepatol 2015;62(6):1382-90.

Singer E, Judkins J, Salomonis N, Matlaf L, Soteropoulos P, McAllister S, Soroceanu L. Reactive oxygen species-mediated therapeutic response and resistance in glioblastoma. Cell Death Dis 2015;6:e1601.

Snider SR, Consroe P. Treatment of Meige's syndrome with cannabidiol. Neurology 1984;34(Suppl):147.

Solinas M, Massi P, Cantelmo AR, Cattaneo MG, Cammarota R, Bartolini D, Cinquina V, Valenti M, Vicentini LM, Noonan DM, Albini A, Parolaro D. Cannabidiol inhibits angiogenesis by multiple mechanisms. Br J Pharmacol 2012;167(6):1218-31.

Solinas M, Massi P, Cinquina V, Valenti M, Bolognini D, Gariboldi M, Monti E, Rubino T, Parolaro D. Invasion in U87-MG and T98G Glioma Cells through a Multitarget Effect. Cannabidiol, a Non-Psychoactive Cannabinoid Compound, Inhibits Proliferation and PLoS One 2013;8(10):e76918.

Sonego AB, Gomes FV, Del Bel EA, Guimaraes FS. Cannabidiol attenuates haloperidol-induced catalepsy and c-Fos protein expression in the dorsolateral striatum via 5-HT1A receptors in mice. Behav Brain Res 2016;309:22-8.

Sonego AB, Gomes FV, Del Bel EA, Guimaraes FS. Cannabidiol attenuates haloperidol-induced catalepsy and c-Fos protein expression in the dorsolateral striatum via 5-HT1A receptors in mice. Behav Brain Res 2016;309:22-8.

Stanley CP, Hind WH, O'Sullivan SE. Is the cardiovascular system a therapeutic target for cannabidiol? Br J Clin Pharmacol 2013;75(2):313-22.

Stanley CP, Hind WH, Tufarelli C, O'Sullivan SE. Cannabidiol causes endothelium-dependent vasorelaxation of human mesenteric arteries via CB1 activation. Cardiovasc Res.2015;107(4):568-78.

Takeda S, Himeno T, Kakizoe K, Okazaki H, Okada T, Watanabe K, Aramaki H. Cannabidiolic acid-mediated selective down-regulation of c-fos in highly aggressive breast cancer MDA-MB-231 cells: possible involvement of its down-regulation in the abrogation of aggressiveness. J Nat Med 2017;71(1):286-291.

Torres S, Lorente M, Rodríguez-Fornés F, Hernández-Tiedra S, Salazar M, García-Taboada E, Barcia J, Guzmán M, Velasco G. A combined preclinical therapy of cannabinoids and temozolomide against glioma. Mol Cancer Ther 2011;10(1):90-103.

Treat L, Chapman KE, Colborn KL, Knupp KG. Duration of use of oral cannabis extract in a cohort of pediatric epilepsy patients. Epilepsia 2017;58(1):123-127.

Vilela LR, Gomides LF, David BA, Antunes MM, Diniz AB, Moreira Fde A, Menezes GB. Cannabidiol rescues acute hepatic toxicity and seizure induced by cocaine. Mediators Inflamm 2015;2015:523418.

Viudez-Martínez A, García-Gutiérrez MS, Navarrón CM, Morales-Calero MI, Navarrete F, Torres-Suárez AI, Manzanares J. Cannabidiol reduces ethanol consumption, motivation and relapse in mice. Addict Biol, 13. Februar 2017 [im Druck]

Walsh Z, Gonzalez R, Crosby K, S Thiessen M, Carroll C, Bonn-Miller MO. Medical cannabis and mental health: A guided systematic review. Clin Psychol Rev 2017;51:15-29.

Weiss L, Zeira M, Reich S, Har-Noy M, Mechoulam R, Slavin S, Gallily R. Cannabidiol lowers incidence of diabetes in non-obese diabetic mice. Autoimmunity 2006;39(2):143-51.

Wheal AJ, Cipriano M, Fowler CJ, Randall MD, O'Sullivan SE. Cannabidiol improves vasorelaxation in Zucker diabetic fatty rats through cyclooxygenase activation. J Pharmacol Exp Ther 2014;351(2):457-66.

Xiong W, Cui T, Cheng K, Yang F, Chen SR, Willenbring D, Guan Y, Pan HL, Ren K, Xu Y, Zhang L. Cannabinoids suppress inflammatory and neuropathic pain by targeting 3 glycine receptors. J Exp Med 2012;209(6):1121-34.

Yamaori S, Kinugasa Y, Jiang R, Takeda S, Yamamoto I, Watanabe K. Cannabidiol induces expression of human cytochrome P450 1A1 that is possibly mediated through aryl hydrocarbon receptor signaling in HepG2 cells. Life Sci 2015;136:87-93.

Yamaori S, Koeda K, Kushihara M, Hada Y, Yamamoto I, Watanabe K. Comparison in the in vitro inhibitory effects of major phytocannabinoids and polycyclic aromatic hydrocarbons contained in marijuana smoke on cytochrome P450 2C9 activity. Drug Metab Pharmacokinet 2012;27(3):294-300.

Yang L, Rozenfeld R, Wu D, Devi LA, Zhang Z, Cederbaum A. Cannabidiol protects liver from binge alcohol-induced steatosis by mechanisms including inhibition of oxidative stress and increase in autophagy. Free Radic Biol Med 2014;68:260-7.

Zuardi AW, Cosme RA, Graeff FG, Guimarães FS. Effects of ipsapirone and cannabidiol on human experimental anxiety. J Psychopharmacol 1993;7(1 Suppl):82-8.

Zuardi AW, Crippa JA, Hallak JE, Pinto JP, Chagas MH, Rodrigues GG, Dursun SM, Tumas V. Cannabidiol for the treatment of psychosis in Parkinson's disease. J Psychopharmacol 2009;23(8):979-83.

Zuardi AW, Morais SL, Guimarães FS, Mechoulam R. Antipsychotic effect of cannabidiol. Journal of Clinical Psychiatry 1995;56:485-486.

Zuardi AW, Rodrigues NP, Silva AL, Bernardo SA, Hallak JEC, Guimarães FS, Crippa JAS. Inverted U-Shaped Dose-Response Curve of the Anxiolytic Effect of Cannabidiol during Public Speaking in Real Life. Front Pharmacol 2017;8:259.

Zuardi AW, Shirakawa I, Finkelfarb E, Karniol IG. Action of cannabidiol on the anxiety and other effects produced by delta-9-THC in normal subjects. Psychopharmacol (Berlin) 1982;76(3):245–250

## Über den Autor

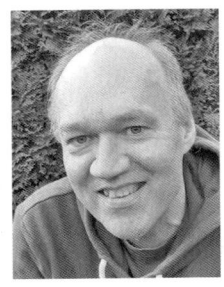

**Dr. Franjo Grotenhermen**, Jahrgang 1957, Studium der Medizin in Köln, Promotion zum Dr. med. mit summa cum laude. Klinische Tätigkeit in Innerer Medizin, Chirurgie und Naturheilverfahren. Ärztliche Praxis in Rüthen (NRW) mit dem Schwerpunkt Therapie mit Cannabis und Cannabinoiden. Vorsitzender der im Jahre 1997 gegründeten Arbeitsgemeinschaft Cannabis als Medizin (ACM) und Geschäftsführer der im Jahre 2000 gegründeten Internationalen Arbeitsgemeinschaft für Cannabinoidmedikamente (IACM). Er ist Herausgeber der IACM-Informationen, die 14-tägig in sechs Sprachen (Englisch, Deutsch, Französisch, Spanisch, Niederländisch und Italienisch) im Internet erscheint. Er ist Mitarbeiter des Kölner nova-Instituts in der Abteilung nachwachsende Rohstoffe und Autor einer Vielzahl von Artikeln und Büchern zum therapeutischen Potenzial der Hanfpflanze und der Cannabinoide, ihrer Pharmakologie und Toxikologie. Er ist ein Experte und Gutachter zu diesen Themen für Privatpersonen, pharmazeutische Firmen, Gerichte und internationale Institutionen.

www.cannabis-med.org
www.dr-grotenhermen.de

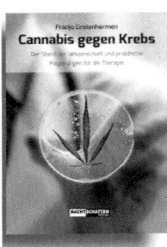
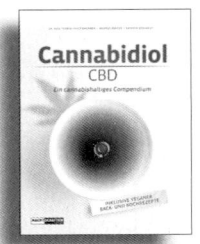
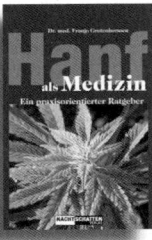
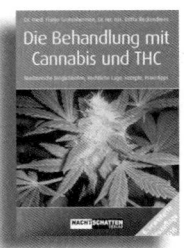
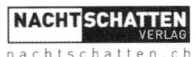

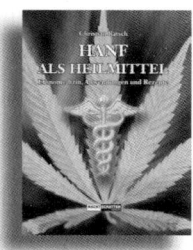

Christian Rätsch
**Hanf als Heilmittel**
Ethnomedizin, Anwendungen
und Rezepte

ISBN 978-3-03788-390-7
224 Seiten, Format 19.5 x 26.5 cm
Farbfotos, illustriert, Pappband

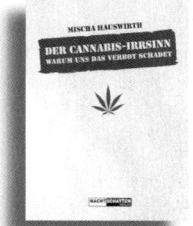

Mischa Hauswirth
**Der Cannabis-Irrsinn**
Warum uns das Verbot schadet

ISBN 978-3-03788-350-1
192 Seiten, Format 14 x 21 cm, Broschur

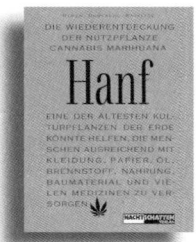

Jack Herer, Mathias Bröckers
**Die Wiederentdeckung
der Nutzpflanze Hanf**

ISBN 978-3-03788-181-1, 526 Seiten
Format 17 x 23,7 cm, Hardcover

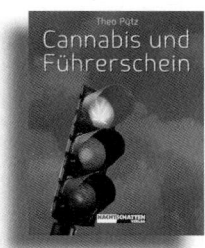

Theo Pütz
**Cannabis und Führerschein**

ISBN 978-3-03788-279-5
140 Seiten, Format 14 x 21 cm, Broschur

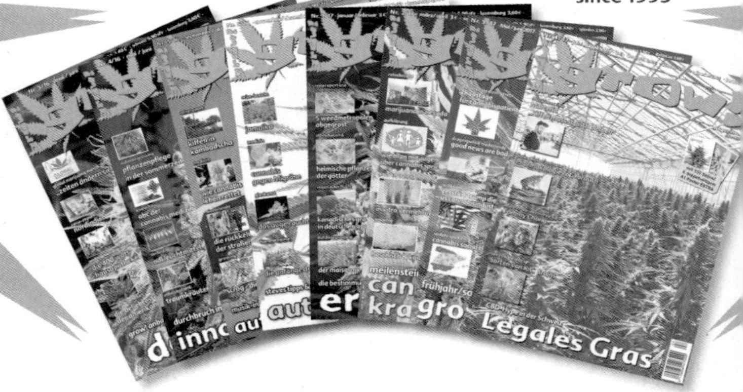

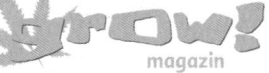

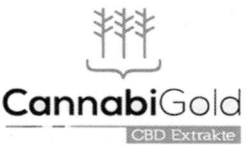
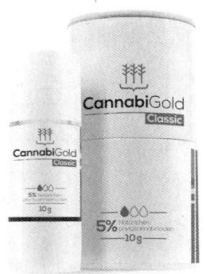
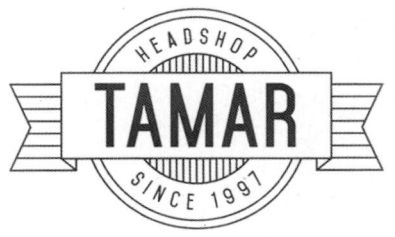

# SECRET NATURE

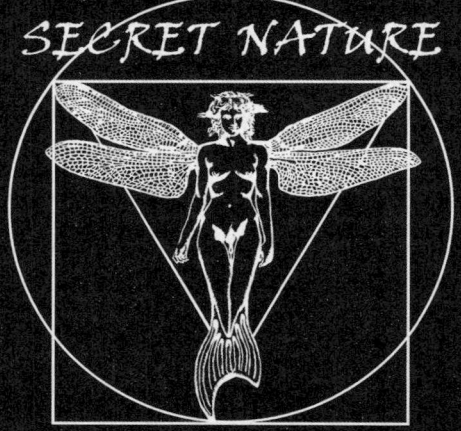

*Lass dich verführen in die Welt der Sinne!*

- ◆ Grosse Auswahl an CBD-Produkten
- ◆ Über 20 Sorten Met & Absinthe
- ◆ Erlesene Auswahl an Räucherwaren und ethnobotanischen Naturprodukten aus aller Welt

Kramgasse 68
3011 Bern
031 312 49 00

Obere Hauptgasse 11
3600 Thun
033 223 49 00

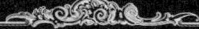

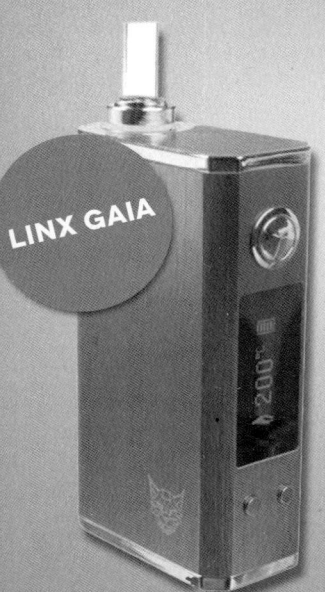
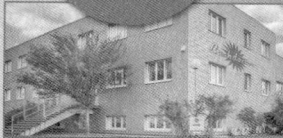
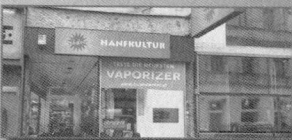

# Eine breite Palette an innovativen Hanf-Lifestyle produkten aus einer Tradition kompromissloser Qualität.

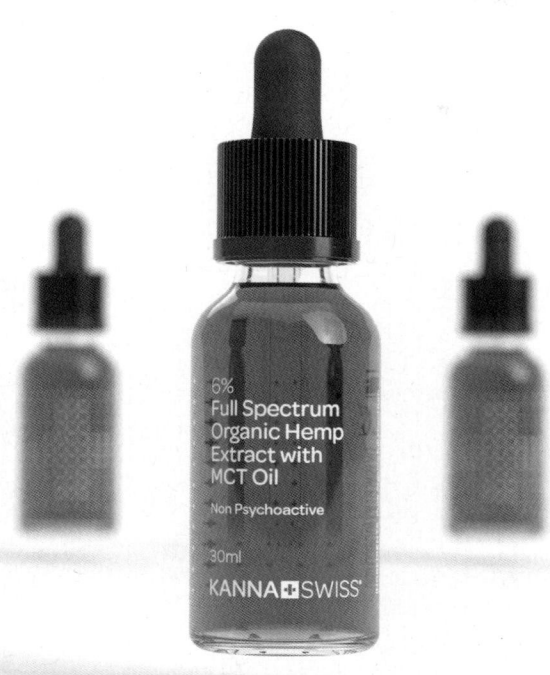

KANNA✚SWISS®

kannaswiss.com

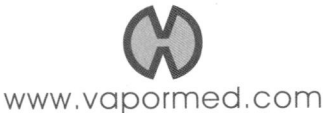
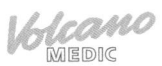
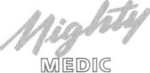
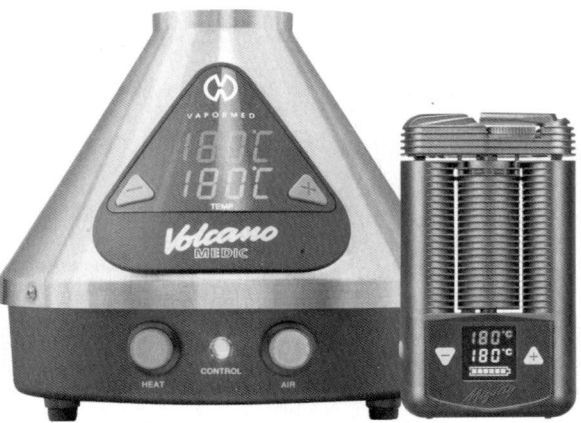

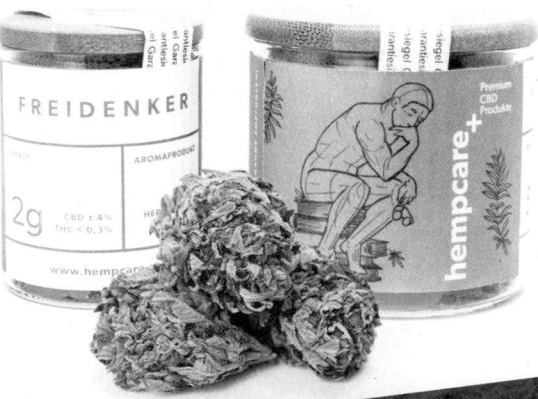

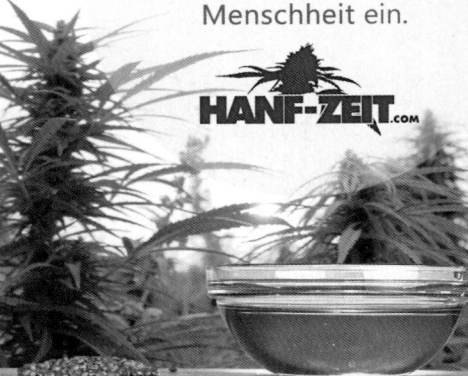
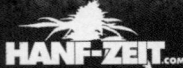

# ACM und SCM für Patienten

In der Arbeitsgemeinschaft Cannabis als Medizin -
ACM haben sich Ärzte, Apotheker, Patienten, Juristen
und andere Interessierte aus Deutschland und der
Schweiz organisiert.

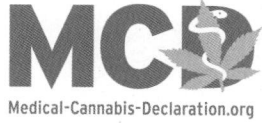

Medical-Cannabis-Declaration.org

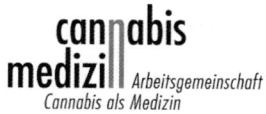

cannabis
medizin Arbeitsgemeinschaft
Cannabis als Medizin

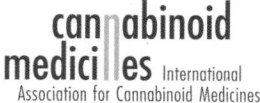

cannabinoid
medicines International
Association for Cannabinoid Medicines

Informationen zur ACM und SCM unter
www.cannabis-med.org